Rückentraining
für jeden Tag

Compact Verlag

Bisher sind in dieser Reihe erschienen:

- Bauchtraining für jeden Tag
- Beckenbodentraining für jeden Tag
- Bein- und Po-Training für jeden Tag
- Kurzentspannung für jeden Tag
- Pilates für jeden Tag

© 2008 Compact Verlag München
Alle Rechte vorbehalten. Nachdruck, auch auszugsweise,
nur mit ausdrücklicher Genehmigung des Verlages gestattet.
Alle Angaben wurden sorgfältig recherchiert, eine Garantie
bzw. Haftung kann jedoch nicht übernommen werden.
Zur Veranschaulichung der Übungsanleitungen sind
ausschließlich die Illustrationen bestimmt
Chefredaktion: Dr. Angela Sendlinger
Redaktion: Uta Lux
Produktion: Wolfram Friedrich
Abbildungen: Engel & Wachs Medienproduktion 18–79, U3; Fotolia.de/Uwe
Bumann 4; Fotolia.de/indykb 10; Klosterfrau Gesundheitsdienst 5; mauritius
images 14; Oppenauer, Doris 6, 9; picture-alliance/dpa 13; Fotolia.de/Boguslaw
Mazur (CD-Symbol)
Titelabbildung: Engel & Wachs Medienproduktion
Typografischer Entwurf: Bettina Weisl
Umschlaggestaltung: Engel & Wachs Medienproduktion

ISBN 978-3-8174-6447-0
5264471

Besuchen Sie uns im Internet: www.compactverlag.de

Rückentraining für jeden Tag

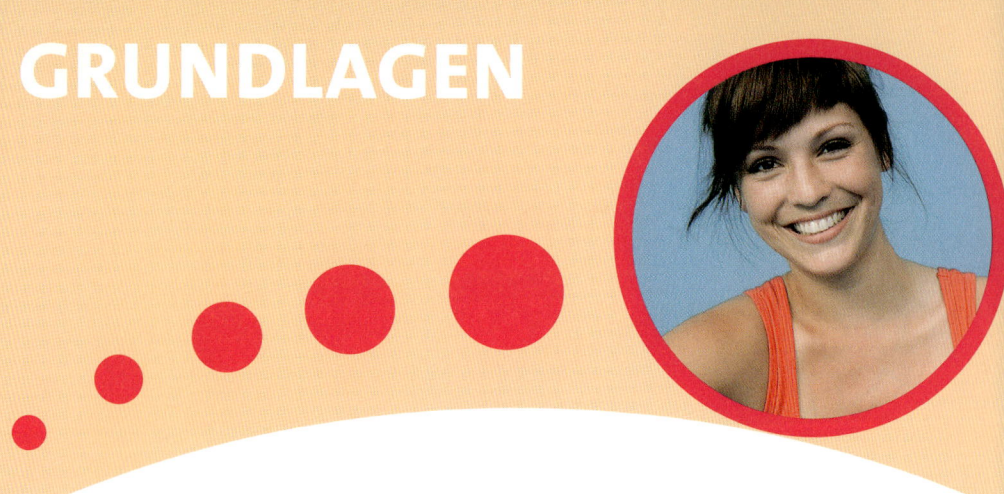

Minimaler Aufwand, maximaler Erfolg

„Auch ein schöner Rücken kann entzücken", heißt es. Aus heutiger Sicht würde man eher sagen: Auch ein gesunder Rücken kann entzücken – und zwar vor allem Sie selbst. Schon

lange ist bekannt, dass Bewegungsmangel die Hauptursache für Rückenbeschwerden ist. Packen Sie Ihren Rücken deshalb nicht in Watte, denn durch eine Unterforderung büßen Sie einen erheblichen Teil Ihrer Muskelkraft ein. Auch die Einseitigkeit bestimmter Bewegungsabläufe kann zur Überlastung einer Körperregion und gleichzeitig zur Unterforderung einer anderen führen.

Schenken Sie sich und Ihrem Rücken also ein wenig Zeit und Aufmerksamkeit. Gönnen Sie sich täglich ein paar Minuten. Wie wär's? Fangen Sie doch gleich heute damit an. Das Credo lautet nicht „viel hilft viel", denn allzu

Eine Frage von Minuten

5 Minuten sollte jeder in seinem Tagesablauf einplanen können. In einem Tag stecken 288 mal 5 Minuten – nehmen Sie sich einmal 5 Minuten davon für Ihren Rücken.

häufig endet die anfängliche Motivation im Aus, weil man sich überfordert oder überlastet und zu schnell zu viel erwartet. Vielmehr sollten Sie nach dem Motto „Fit in 5 Minuten" trainieren. Der Trick ist ganz einfach: wenige und kurze Übungen, diese aber regelmäßig, am besten täglich – und Ihr ganzer Körper wird es Ihnen auf vielfältige Weise danken.

Kleine Anatomiekunde

Je mehr Einblick Sie haben in die Aufgaben und Wirkungsweise der Muskulatur, den Aufbau Ihrer Wirbelsäule und die Funktionsweise des Nervensystems, umso besser sind Sie in der Lage, Ihren eigenen Körper wahrzunehmen und zu spüren, was ihm guttut. Nehmen Sie die Signale ernst, die Ihnen Ihr Rücken sendet.

Der menschliche Körper hat ein stabiles und doch sehr bewegliches Knochengerüst, das ihm seine äußere Form gibt. Der Rücken ist ein genau abgestimmtes System von Muskeln, Bändern, Nerven, Knochen und Gelenken, die in einem komplexen Zusammenspiel Funktionsfähigkeit und Mobilität gewährleisten.

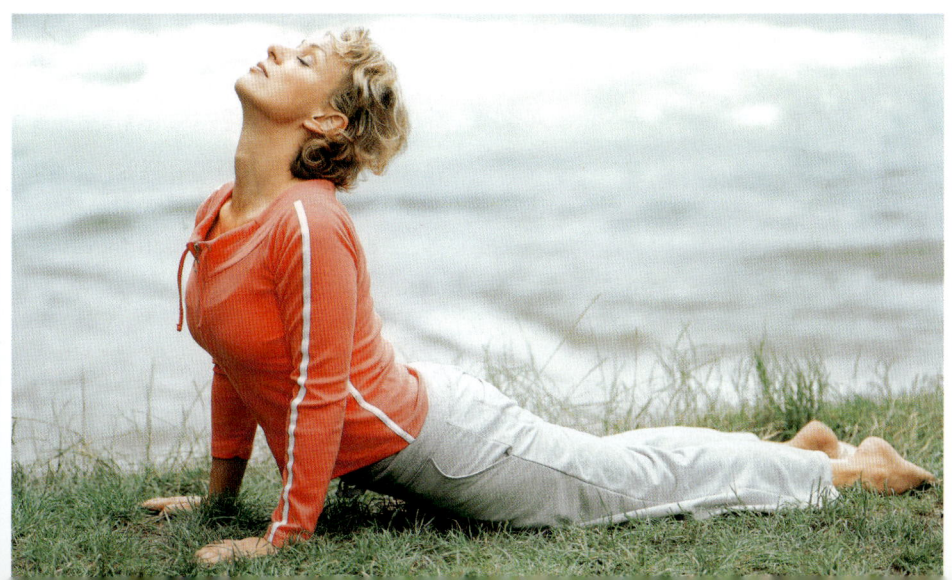

Die Wirbelsäule – Stabilität und Haltung

Die Wirbelsäule, Kernstück des Rückens und zentrale Körperachse, ist der wichtigste Teil des Haltungs- und Bewegungssystems.

Aufbau

Die Wirbelsäule ist gekrümmt und hat, von der Seite besehen, die Form eines doppelten S. Sie teilt sich in drei große Bereiche: Hals-, Brust- und Lendenwirbelsäule sowie Kreuz- und Steißbein. Diese wiederum bestehen

Blick von hinten

Halswirbelsäule

Brustwirbelsäule

Lenden-wirbelsäule

Steißbein

Blick von der Seite

vorn **hinten**

aus 32 bis 34 übereinander angeordneten Wirbeln: sieben Halswirbel, zwölf Brustwirbel, fünf Lendenwirbel, fünf zum Kreuzbein zusammengewachsene Kreuzbeinwirbel und drei bis fünf ebenfalls zusammengewachsene Steißbeinwirbel.

Die Wirbelkörper werden nach unten hin immer größer, weil das Gewicht, das sie zu tragen haben, ebenfalls nach unten hin zunimmt.

Jeder Wirbel besteht aus einem Wirbelkörper und einem Wirbelbogen, die das Wirbelloch umschließen. Die übereinanderliegenden Wirbellöcher aller Wirbel bilden den Wirbelkanal, der das empfindliche Rückenmark enthält.

Die Wirbel sind mit Knorpeln und Gelenken untereinander beweglich verbunden und zudem durch zahlreiche Bänder gesichert. Zwischen den einzelnen Wirbelkörpern liegen die Bandscheiben. Diese sorgen für die Beweglichkeit der Wirbelsäule und dienen als Stoßdämpfer.

Der Mensch ist das einzige „Wirbeltier" mit einem Knick zwischen Lendenwirbelsäule und Kreuzbein, der durch die Entwicklung zum aufrechten

Gang entstanden ist. Offenbar hat dieser Evolutionsschritt seinen Preis, denn genau dieser Knick verursacht eine stärkere Beanspruchung der Wirbelsäule. Schäden und Beschwerden treten hier sehr viel häufiger auf als an den anderen Bandscheiben.

Aktiv = gesund

Ihr persönliches Verhalten hat einen entscheidenden Einfluss auf die Gesundheit Ihres Rückens. Werden Sie deshalb aktiv und bewegen Sie sich.

Aufgabe

Die Wirbelsäule ist die äußerst flexible, senkrechte Achse, die im Zusammenspiel mit Muskeln, Knochen und Gelenken unseren Körper aufrecht hält. Sie trägt den frei beweglichen Schädel und stützt Schulter- und Beckengürtel. Die Doppel-S-Form der Wirbelsäule und die Zwischenwirbelscheiben dienen der Abfederung und schützen das empfindliche Gehirn vor Erschütterungen und Stößen. Außerdem wird durch die Wirbel das Rückenmark geschützt. Eine weitere wichtige Aufgabe der Wirbelsäule besteht darin, durch Ausgleichsbewegungen beim Stehen und Gehen für die Erhaltung des Gleichgewichts zu sorgen.

Das Volumen des Brust- und Bauchraums verändert sich mit der Atmung, bei der Nahrungsverarbeitung und während der Schwangerschaft. All diesen Veränderungen muss sich die Wirbelsäule anpassen.

Die Muskeln – Mobilität und Kraft

Knochen geben dem Körper Halt und Bänder stabilisieren ihn. Die Muskeln ermöglichen Bewegung und sind außerdem mitverantwortlich für die aufrechte Körperhaltung. Es gibt unwillkürlich arbeitende Muskeln, z. B. das Herz, und willkürliche, steuerbare Muskeln wie beispielsweise diejenigen, die für die Bewegung zuständig sind.

Aufbau

Im Körper gibt es mehr als 600 Muskeln, von kleinsten Muskeln, die sich z. B. zwischen einzelnen Wirbeln befinden, über größere, mehrere Wirbel überspannende Muskelgruppen bis hin zu Muskeln, die sich über die gesamte Länge der Wirbelsäule erstrecken.

Sie verlaufen gerade oder schräg und bilden häufig mehrere Schichten, weshalb man z. B. auch von tiefen Rückenmuskeln spricht.

Die verschiedene Anordnung und Verlaufsrichtung der einzelnen Muskeln macht es möglich, dass sich der Körper in die unterschiedlichsten Richtungen bewegen, beugen und drehen kann.

Jeder Muskel besteht aus Muskelfasern, deren Zahl bereits bei der Geburt feststeht. Das Körpertraining regt eine gesteigerte Produktion des Muskeleiweißes in den Fasern an, wodurch sie voluminöser werden und die Muskelkonturen durch die Haut deutlicher in Erscheinung treten, die Anzahl der Muskelfasern bleibt aber immer gleich.

Um das 30. Lebensjahr herum hat der Mensch den kräftigsten Muskelaufbau. Mit zunehmendem Alter degenerieren die Muskelfasern: Ihre Zahl und Größe nimmt ab und sie werden durch Binde- und Füllgewebe ersetzt.

Schmerzen – ein wichtiges Signal!

Schmerzen haben durchaus ihren Sinn, denn sie erfüllen eine wichtige Warnfunktion: Sie zeigen an, dass etwas nicht in Ordnung ist.

Der Großteil der Rückenschmerzen beruht auf Bewegungsmangel und kann leicht behoben werden. Durch regelmäßige Gymnastikübungen können Sie diese Schmerzen lindern sowie ihnen vorbeugen! Aber auch Dauerstress und seelische Belastungen können zu Muskelverspannungen und zu schmerzhaften Beschwerden führen. Hier helfen Entspannungsübungen. Massagen, Bäder oder Physiotherapie sind weitere einfache Mittel gegen Rückenschmerzen.

Die Folgen sind ein steifer werdender Muskel und eine verlangsamte Reaktionsfähigkeit.

Diesen Rückgang an muskulärer Leistungsfähigkeit muss man aber nicht als unausweichlich hinnehmen, denn kein anderes Organ lässt sich durch regelmäßiges aktives Körpertraining besser in Funktion und Kraft aufrechterhalten als die Muskulatur.

Aufgabe

Die Funktion eines Muskels besteht darin, sich aktiv zusammenzuziehen (Kontraktion) und wieder zu erschlaffen (Relaxation). Bei den meisten Bewegungen passiert dies gleichzeitig: Während sich ein Muskel verkürzt und beispielsweise den Körper beugt, bleiben andere Muskeln schlaff und werden dadurch passiv auseinandergezogen.

Wird die Muskulatur gekräftigt, ziehen sich die Muskeln durch das gezielte Training zusammen, sie kontrahieren. Damit dadurch nicht eine unerwünschte und dauerhafte Muskelverkürzung auftritt, sollte man nach jedem Training die beanspruchten Muskeln dehnen.

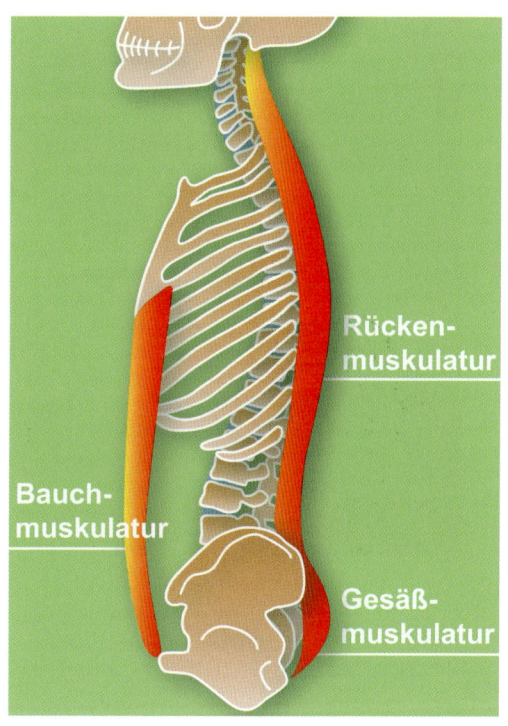

Zusammenspiel der Muskeln

Selbst bei kleinsten Tätigkeiten müssen zahlreiche Muskeln zusammenarbeiten. Dies geschieht meist, ohne dass wir es merken, da diese komplexe Kooperation vom Körper selbst gelenkt wird. Durch das harmonische Zusammenspiel der Muskeln bleibt das Rückgrat stabil und gleichzeitig sehr beweglich.

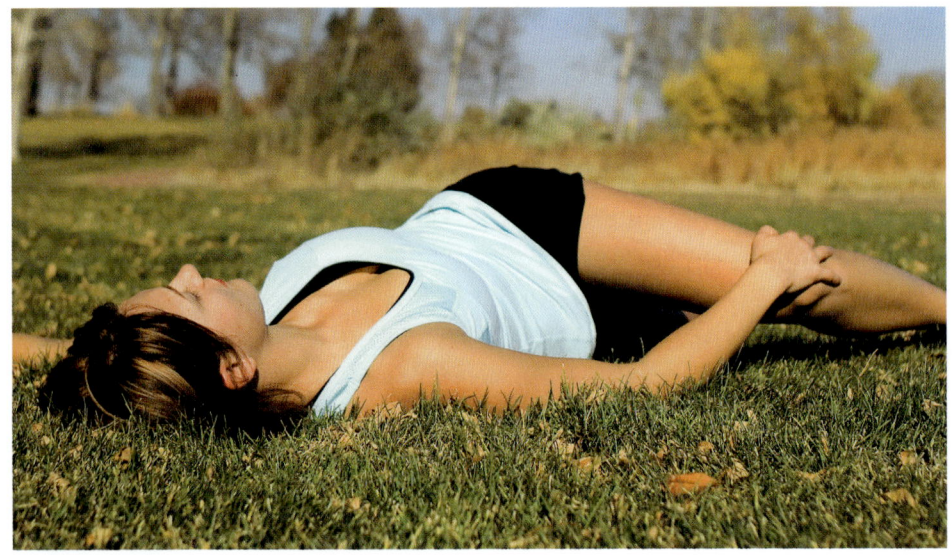

Ein Bewegungsprogramm für den Rücken hat immer zum Ziel, alle großen beteiligten Muskelgruppen zu trainieren, um die Grundfunktion der Wirbelsäule aufrechtzuerhalten bzw. wiederherzustellen.

Rückenmuskulatur: Diese Muskeln halten die Wirbelsäule aufrecht, arbeiten also der Schwerkraft entgegen. Sie tragen das Gewicht des Rumpfes bei allen Bewegungen und federn es gleichzeitig ab. Um die Rückenmuskeln, die alle zusammen die Wirbelsäule im Becken verspannen, funktionsfähig zu halten, ist Bewegung sehr wichtig. Die kleinen tiefen Rückenmuskeln sind das A und O für den gesunden Rücken. Sie sorgen dafür, dass die Wirbelkörper richtig ineinandergreifen und halten die Bandscheiben an ihrem Platz. Man kann sie zwar schwer gezielt trainieren, aber mit kleineren Drehbewegungen im Rumpf werden sie aktiviert und elastisch gehalten.

Bauchmuskulatur: Warum den Bauch trainieren, wenn es um den Rücken geht? Der Bauchmuskel ist der wichtigste Gegenspieler des Rückenstreckers. Die Bauchmuskeln verbinden Oberkörper und Beine und übertragen die Kraft, die für jede

Bewegung – vom Kopfnicken bis zum Strecken der Zehenspitzen – notwendig ist. Vier über den Rumpf verteilte Muskelschichten stützen das Rückgrat, die Organe und das Becken. Sie halten uns aufrecht und wirken unterstützend bei der Atmung mit. Der tief liegende quere Bauchmuskel umschließt die Taille und ist mit dem Zwerchfell verbunden. Bei Arm- und Beinbewegungen kontrahiert dieser Muskel, um Rückgrat und Becken zu stabilisieren. Der gerade Bauchmuskel, trainiert als „Waschbrettbauch" sichtbar, hilft beim Heben und Vorwärtsbeugen, leistet also die Hauptarbeit, wenn Sie z. B. morgens aufstehen. Die inneren und äußeren schrägen Bauchmuskeln unterstützen den geraden Bauchmuskel beim Vorwärtsbeugen und sind für Drehbewegungen verantwortlich. Die diagonalen Bauchmuskeln ziehen den Brustkorb nach unten und innen, halten ihn aufrecht. Sind sie zu schwach, kippt die Wirbelsäule im Brustbereich nach hinten und staucht die Lendenwirbelsäule.

Hüftbeuger: Dieser Muskel zieht von den Lendenwirbelkörpern kommend vor der Hüfte zu den Oberschenkeln. Er beugt die Beine gegen den Rumpf. Zu viel und zu langes Sitzen verkürzt und verhärtet den Hüftbeuger. Im aufrechten Stand muss er gut gedehnt werden können, damit sich das Becken problemlos aufrichten lässt. Kann sich der Hüftbeuger nicht ausreichend dehnen, verursacht das ein Kippen des Beckens nach vorn, wodurch die Lendenwirbelsäule nach innen unten gezogen wird. Zusammen mit kraftloser Bauchmuskulatur entsteht das Hohlkreuz. Der Druck, der dadurch zusätzlich auf das Lenden-Kreuzbein-Gelenk ausgeübt wird, ist enorm, bedenkt man, dass auch bei normaler Haltung die unterste Bandscheibe unter großem Druck steht. Zu wenig Bewegung und falsche Belastung erklären den überdurchschnittlich hohen Anteil an Beschwerden im Lendenwirbelbereich.

Pomuskulatur: Gegenspieler des Hüftbeugers ist der Hüftgelenksstrecker, der hinter der Hüfte vom Becken zum Oberschenkel zieht: der große Gesäßmuskel. Neben dem Strecken wirkt er beim Heben des Oberkörpers mit und verhindert ein Kippen des Rumpfes nach vorn beim Stehen.

Das Nervensystem – Impulsgeber

Jede Bewegung – ob nur ein unbewusstes Zwinkern des Auges oder das aktive Training der Muskeln – alles hängt vom Funktionieren des Nervensystems ab. Dieses hoch komplizierte Netzwerk erstreckt sich über den ganzen Körper. Es nimmt ständig Informationen auf und leitet Befehle weiter, sodass Muskeln und Organe in Aktion treten können.

Das Zentralnervensystem (Gehirn und Rückenmark) wird durch sensible Nerven ständig über den Kontraktionszustand der Muskeln und die Stellung der Gelenke informiert. Umgekehrt leiten Nervenbahnen Bewegungsimpulse vom Gehirn zur Muskulatur.

Wenn im Wirbelkanal, durch den das Rückenmark mit seinen Nervensträngen läuft, durch Fehlhaltung und falsche Belastung Verengungen entstehen, können die Nerven irritiert, eingeklemmt oder beschädigt werden, wodurch Rückenschmerzen auftreten.

Allgemeine Trainingstipps

Richtig atmen – das A und O

Wenn Sie beim Training die Bauchmuskeln aktiv anspannen, atmen Sie automatisch aus. Daher gilt bei vielen Übungen, an denen die Bauchmuskulatur beteiligt ist, der Grundsatz: immer in die Anspannung ausatmen. Allerdings gibt es auch Übungen, bei denen die Bauchmuskeln zwar angespannt werden, diese aber eher eine Haltefunktion ausüben, wie z. B. bei der Rumpfbeuge nach hinten: Der Brustkorb wird geweitet, und das Einatmen wirkt bewegungsunterstützend.

Die Atmung wird also auf die Art der Bewegung abgestimmt. Genaue Hinweise zur Atmung finden Sie bei den Übungsbeschreibungen.

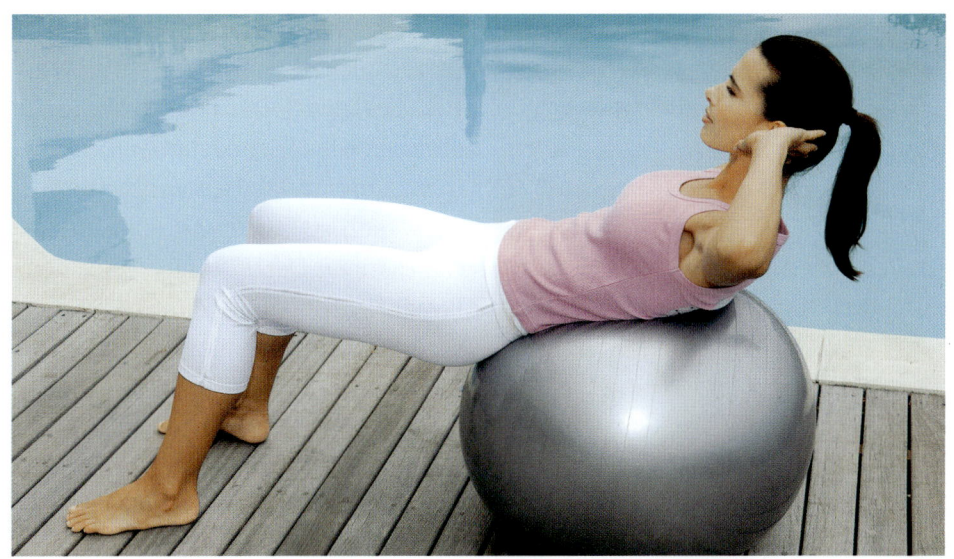

Ausrüstung – simpel und effektiv

Mit Trainingsgeräten können Sie verschiedene Bewegungsabläufe variieren oder erweitern und damit neue Trainingsreize schaffen. Die Hilfsmittel unterstützen bzw. ermöglichen aber auch bestimmte Bewegungsabläufe, die vielleicht zu Beginn noch nicht recht gelingen wollen. Manchmal macht es aber einfach auch mehr Spaß, mit einem Gerät zu arbeiten, und das Training wird abwechslungsreicher. Wichtig trotz alledem: Notwendig sind Trainingsgeräte nicht.

Gymnastikball: Die Größe des Gymnastik- oder Sitzballs hängt von Ihrer Körpergröße ab. Wenn Sie auf dem Ball sitzen, sollten Sie die Füße flach auf den Boden stellen können und die Hüfte sollte leicht über Kniehöhe sein. Es werden handelsüblich drei verschiedene Größen angeboten, lassen Sie sich beraten.

Gewichte: Sie können wählen zwischen Hanteln, Manschetten oder kleinen und flexiblen Gewichtsbällen. Wählen Sie zu Beginn die Gewichte so aus, dass Sie pro Übung einen vollen

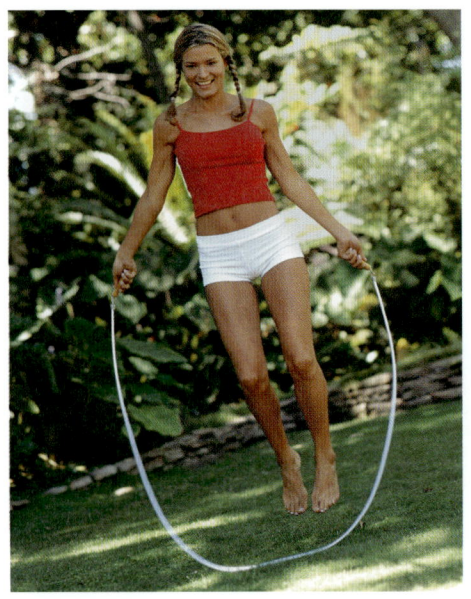

bel ein Gewicht hinzufügen können, ohne gleich neue kaufen zu müssen. **Pilatesband:** Das Pilatesband ist ein spezielles Gymnastikband, das mit mehreren Taschen ausgestattet ist, in die Sie Hände oder Füße stecken können. Der Vorteil eines solchen Bandes ist, dass bestimmte Körperteile geschont oder stabilisiert werden können. Ihre individuelle Beweglichkeit oder der Bewegungsradius entscheidet darüber, wie Sie das Band benutzen. Grundsätzlich gilt bei der Verwendung des Pilatesbandes: Je enger die Hände zueinandergehalten werden, desto anspruchsvoller die Übung.

Satz ausführen können. Erhöhen Sie die Gewichte entsprechend Ihrem Trainingsfortschritt. Wenn Sie Hanteln neu besorgen wollen, nehmen Sie gleich solche, bei denen Sie variabel

Alle Hilfsmittel und Trainingsgeräte erhalten Sie in jedem gut sortierten Fachhandel oder über das Internet.

Tipps für den Alltag – überall und jederzeit

Aktiv Tag für Tag

Bewegen Sie sich so viel wie möglich in Ihrem normalen Alltag. Neben einem gezielten Trainingsprogramm bieten alltägliche Aufgaben zahlreiche Möglichkeiten, den Rücken fit zu halten. Nehmen Sie Hausarbeit oder Einkaufen nicht als mühsame Pflicht hin, sondern sehen Sie es sportlich. Es muss ja nicht immer ein Parkplatz direkt vor dem Laden sein, stellen Sie das Auto lieber etwas weiter entfernt ab und dafür ohne nervenaufreibende Suche. Nutzen Sie jede Gelegenheit, so viel wie möglich zu Fuß zu erledigen. So verbraucht man auch beim Bügeln, Rasenmähen oder Treppensteigen schon zahlreiche Kalorien.

Fit im Job

Wenn Sie einen Bürojob haben, sollten Sie immer wieder kleine Pausen einlegen, in denen Sie sich ein bisschen bewegen – auch wenn es nur der Gang zur Kaffeeküche ist. Diese kurzen Bewegungsphasen kosten nicht viel Zeit und vertreiben Verspannungen und Kopfschmerzen. Nutzen Sie längere Pausen z. B. für eine Runde an der frischen Luft, und lassen Sie währenddessen die Arbeit auch in Gedanken ruhen. Wenn Sie viel sitzen müssen, strecken und dehnen Sie sich zwischendurch immer wieder. Die Dehnung verkürzter Muskulatur streckt Wirbel und Gelenke mit dem positiven Effekt einer aufrechten und besseren Körperhaltung. Gut gedehnte Muskeln sind außerdem weniger anfällig für Verletzungen.

Verändern Sie außerdem öfter die Sitzhaltung. Stellen Sie z. B. das Telefon so auf, dass Sie aufstehen müssen, um zu telefonieren.

Gehen, liegen, heben

- Richtiges Gehen und Stehen fängt schon beim Schuhwerk an. Ihre Füße dürfen nicht eingeengt und der Fersenbereich sollte durch ein Fersenbett gefedert sein. Denn auf diesem Bereich lasten drei Fünftel des Körpergewichts. Wenn Sie viel stehen, achten Sie darauf, dass der Oberkörper aufrecht bleibt. So

Stress ade!

Stress und psychische Belastungen setzen den Rücken zusätzlich unter Druck. Entspannen Sie, und schalten Sie kurz ab. Bauen Sie diese Kurzentspannung öfter in Ihren Tagesablauf ein. Das hilft Ihnen wesentlich effektiver, weil Sie es jetzt sofort tun können, anstatt sich die Erholung für die große Pause am Ende eines Tages aufzusparen.

Immer schön warm halten

Vermeiden Sie ein Kältegefühl oder Zug im Rücken, das verhärtet die Muskulatur und kann zu Verletzungen führen.

sollte sich z. B. beim Bügeln die Arbeitsfläche etwa 10 Zentimeter unter den Ellenbogen befinden.

- Wie man sich bettet ... Sie verändern während des Schlafs rund 50-mal Ihre Körperhaltung und entlasten damit die Wirbelsäule.

Unterstützen Sie Ihren Rücken mit einem guten Bett. Lassen Sie sich beim Matratzenkauf beraten und achten Sie beim Lattenrost auf verstellbare Leisten, welche die Wirbelsäule richtig stützen.

- Richtiges Heben ist von zentraler Bedeutung, denn durch die richtige Bewegung können Sie der Wirbelsäule viele Beschwerden ersparen. Heben Sie Getränkekisten oder den Behälter mit den Gartenabfällen immer mit gebeugten Knien an, und ziehen Sie die Last nah am Körper hoch – damit reduzieren Sie den Druck auf die Bandscheiben um fast ein Drittel!

Test: Wie fit ist mein Rücken?

1. Beugen: Stellen Sie sich mit leicht gegrätschten Beinen hin, und neigen Sie den Oberkörper mit gestreckten Knien nach vorn. Strecken Sie die Finger so weit wie möglich zum Boden.
- Gut: Sie erreichen mit den Fingerspitzen oder sogar dem Handgelenk den Boden.
- Mittel: Sie kommen mit den Fingern bis zur Mitte der Schienbeine.
- Schlecht: Sie erreichen gerade mal die Knie.

2. Strecken: Stellen Sie sich mit leicht gegrätschten Beinen hin, und neigen Sie den Oberkörper mit gestreckten Knien nach hinten, der Nacken bleibt gerade. Halten Sie dabei die Arme vor der Brust gekreuzt.

Test: Wie fit ist mein Rücken?

- Gut: Ihre Nase zeigt senkrecht zur Decke.
- Mittel: Ihr Blick ist diagonal nach oben gerichtet.
- Schlecht: Es gelingt Ihnen kaum, den Rumpf nach hinten zu beugen.

3. Zur Seite neigen: Setzen Sie sich auf einen Stuhl, halten Sie den Rücken gerade, und stellen Sie die Füße hüftbreit auf den Boden. Halten Sie dabei die Arme vor der Brust gekreuzt, und neigen Sie den Oberkörper zur Seite.

- Gut: Das nach oben zeigende Ohr liegt nahezu parallel zur Decke.
- Mittel: Sie können sich problemlos zur Seite neigen.
- Schlecht: Es fällt Ihnen schwer, eine Bewegung zur Seite zu machen.

4. Rotieren: Setzen Sie sich auf einen Stuhl, halten Sie den Rücken gerade, und stellen Sie die Füße hüftbreit auf den Boden. Halten Sie dabei die Arme vor der Brust gekreuzt, und drehen Sie die Schultern so weit wie möglich und langsam zur Seite.

- Gut: Sie blicken weit über Ihre Schulter hinaus.
- Mittel: Stellen Sie sich ein Ziffernblatt vor, das über Ihrem Kopf liegt – Ihre Bewegungsweite entspricht etwa 5 bis 10 Minuten.
- Schlecht: Sie können sich nur minimal zur Seite bewegen.

Auswertung:
- Überwiegend „Gut": Gratulation, Ihr Rücken ist mobil und fit. Halten Sie die Muskulatur in diesem guten Zustand und machen Sie so weiter.
- Überwiegend „Mittel": Sie sind zwar gar nicht schlecht dabei, aber ein Muskel- und Beweglichkeitstraining würde Ihnen nicht schaden.
- Überwiegend „Schlecht": Beginnen Sie heute noch, Ihrem Körper etwas Gutes zu tun. Ihr Motto lautet: Geduld. Haben Sie Geduld mit sich, und geben Sie Ihrem Körper Zeit, sich an neue Bewegungsmuster zu gewöhnen.

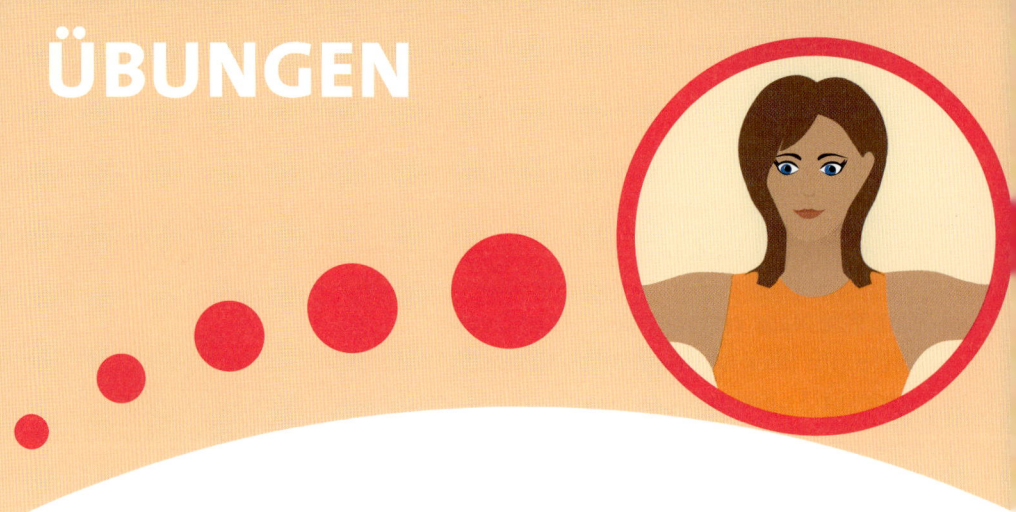

ÜBUNGEN

Bevor Sie loslegen

Im Folgenden finden Sie 15 Trainingseinheiten mit je zwei Übungen. Eine Trainingseinheit dauert 5 Minuten. Am besten ist es, Sie probieren alle Einheiten mehrmals aus und betrachten die Illustrationen, um sich mit den Bewegungsabläufen vertraut zu machen. Oder nutzen Sie doch einfach die beiliegende CD mit ausgewählten Übungen aus dem Buch – Ihr Personaltrainer für zu Hause! Zu jeder Übung gibt es auch Varianten, entweder als intensivere Version oder mit Hilfsmitteln – so ist Abwechslung im Trainingsalltag garantiert! Legen Sie sich vor Trainingsbeginn alle Hilfsmittel zurecht und wärmen Sie sich auf. Gehen Sie z. B. auf der Stelle, und steigern Sie langsam das Tempo, bis Sie auf der Stelle laufen und die Knie hochziehen.

Schwierigkeitsgrad

Zu allen Übungen gibt es Variationen, bei denen manchmal auch Hilfsmittel eingesetzt werden. Bei diesen Zusatzübungen handelt es sich um ein intensiveres Training, da zusätzliche Muskelgruppen beansprucht bzw. Hilfsmittel eingesetzt werden.
Um ein ausgewogenes Verhältnis zwischen den unterschiedlichen

Muskelgruppen zu erzielen, sollten Sie immer auf dem gleichen Level trainieren. Sind beispielsweise Ihre Oberschenkelmuskeln gut trainiert, die Bauchmuskeln dagegen eher schwach, bleiben Sie beim leichten Schwierigkeitsgrad. Damit stärken Sie die Muskulatur am Bauch und erhöhen die Leistungsfähigkeit, während die schon kräftige Beinmuskulatur lediglich gehalten wird. Haben dann die Bauchmuskeln das Niveau

Ein starker Rücken

Das Grundprinzip für alle Übungseinheiten lautet: Dehnen und Kräftigen der Muskeln = stabiler Rücken.

der stärkeren Muskelgruppen erreicht, können Sie zu den anspruchsvolleren Variationen übergehen.

Wann Sie nicht üben sollten

In bestimmten Situationen sollten Sie auf ein Training verzichten:

Führen Sie Buch

Dokumentieren Sie Ihr Training in einem kleinen Buch. So können Sie zum einen überblicken, wie viele Übungen Sie pro Woche absolvieren. Zum anderen können Sie Ihre Fortschritte schwarz auf weiß kontrollieren – und Ihr Erfolgserlebnis motiviert Sie zum Weitermachen!

- Wenn Sie akute Beschwerden am Bewegungsapparat haben, verzichten Sie auf Übungen, die den Schmerz verstärken. Lassen Sie sich vorher von einem Arzt beraten.
- Vermeiden Sie Stress – das wirkt sich negativ auf den Trainingserfolg aus.
- Üben Sie nicht, wenn Sie krank sind – der Körper benötigt ausreichend Ruhe zur Erholung.
- Nehmen Sie sich keine Trainingseinheit direkt nach dem Essen vor. Denn ein voller Bauch trainiert auch nicht gerne.

Power-zentrum

Mit der Übung „Elfe" trainieren Sie vor allem den unteren Bereich der Rückenmuskulatur und die Beweglichkeit der Lendenwirbelsäule. Zusätzlich kräftigen Sie die Gesäßmuskeln. Mit der Übung „Rückenroller" stärken Sie vor allem die gerade Bauchmuskulatur.

Elfe

Übungsablauf

- Gehen Sie in die Bauchlage, der Kopf liegt gerade auf das Kinn gestützt.
- Halten Sie die Arme neben dem Körper nach hinten gestreckt, die Handflächen zeigen nach oben. Die Füße sind hüftbreit auf den Zehenspitzen aufgestellt.
- Heben Sie nun den Oberkörper langsam an, bis die Pomuskeln angespannt sind. Die Arme bleiben nach hinten gerichtet und werden leicht mit angehoben, die Zehenspitzen bleiben am Boden. Halten Sie diese Position 2 Sekunden, und senken Sie den Oberkörper wieder in die Ausgangsposition.
- Atmen Sie beim Hochziehen des Oberkörpers aus, verharren Sie in der Atempause 2 Sekunden, und atmen Sie beim Absenken des Oberkörpers wieder ein.
- Heben und senken Sie den Körper insgesamt 10-mal. Legen Sie eine kurze Pause ein und führen Sie danach einen weiteren Satz aus.

Variation

Schwieriger wird die Übung, wenn Sie die Arme gestreckt nach vorn neben den Ohren ablegen. Die Handflächen zeigen nach unten, die Beine liegen hüftbreit am Boden. Heben Sie nun den Oberkörper und die Beine leicht an, die Arme liegen neben den Ohren, der Blick ist nach unten gerichtet. Paddeln Sie mit Armen und Beinen 10-mal, indem Sie immer einen Arm und das entgegengesetzte Bein gleichzeitig langsam nach oben und unten bewegen. Atmen Sie dabei 5 Paddelbewegungen lang ein und 5 Bewegungen lang aus. Legen Sie

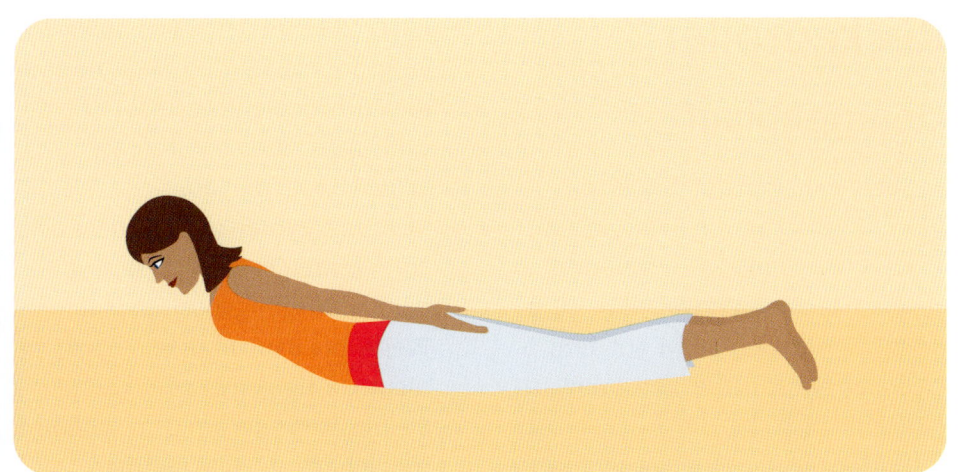

eine kurze Pause ein, und paddeln Sie 2 weitere Sätze.

Hilfsmittel

Sie können die Variation auch mit einem Pilatesband (siehe Seite 14) unterstützen. Schieben Sie dabei die nach vorn gestreckten Hände so in das Band, dass sie etwas mehr als schulterbreit geöffnet sind. Achten Sie bei den Paddelbewegungen darauf, dass das Band gespannt bleibt.

Aufgepasst

Um die Bewegungen des Körpers kontrollieren zu können, müssen Becken und Schultergürtel stabil gehalten werden.

Achten Sie auf langsame, kontrollierte Bewegungen, konzentrieren Sie sich auf die Aufwärtsbewegung, und vermeiden Sie eine Krümmung im Nacken.

Ziehen Sie die Schultern nicht nach oben, sondern strecken Sie Ihre Schulterblätter weg von den Ohren.

Trainingstipp

Wenn Sie ein Hohlkreuz haben, können Sie die Liegeposition verbessern, indem Sie ein gefaltetes Handtuch oder ein kleines Kissen unter den Bauch legen.

Rückenroller

Übungsablauf

- Setzen Sie sich auf den Boden, und stellen Sie die Beine so auf, dass Ober- und Unterschenkel einen rechten Winkel bilden. Die ganze Fußsohle steht auf dem Boden, die Knöchel berühren sich leicht.
- Halten Sie den Oberkörper aufrecht, der Kopf bleibt in Verlängerung der Wirbelsäule, die Hände liegen auf den Oberschenkeln.

- Rollen Sie nun den Oberkörper langsam nach unten. Beginnen Sie die Abrollbewegung am Steißbein, und legen Sie sich Wirbel für Wirbel am Boden ab.
- Richten Sie Ihren Oberkörper nach einer kurzen Pause langsam wieder zur Ausgangsposition auf. Wenn Ihre Bauchmuskeln noch nicht kräftig genug sind, können Sie die Arme, die am Oberschenkel mitziehen, zur Hilfe nehmen.
- Atmen Sie in der Sitzposition ein, und strecken Sie den Rücken, atmen Sie beim Abrollen des Rumpfes

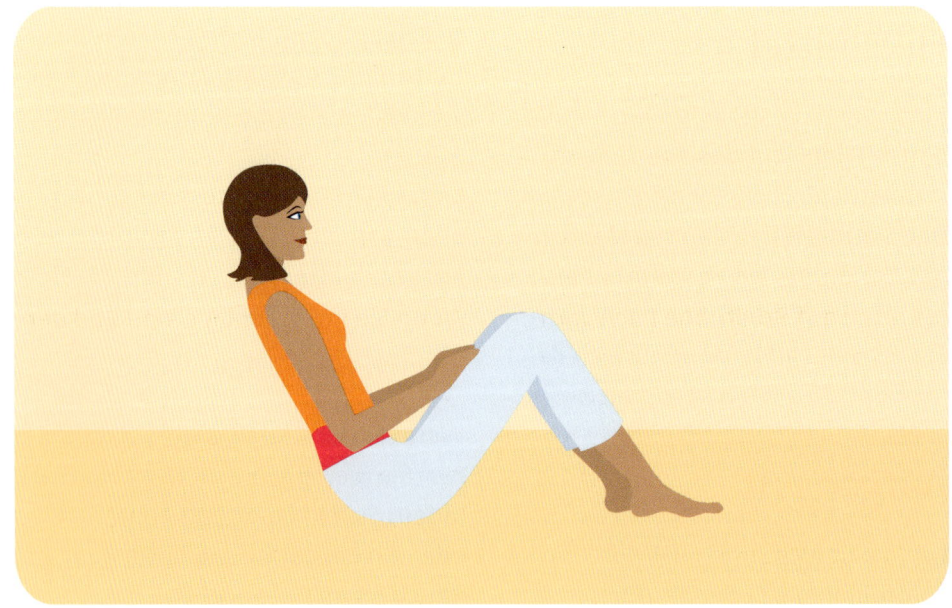

aus. Atmen Sie ein, wenn die Spannung gelöst wird, und atmen Sie in die Anspannung wieder aus.

- Rollen Sie Ihren Oberkörper insgesamt 5-mal ab. Wiederholen Sie nach einer kurzen Pause einen weiteren Satz.

Hilfsmittel

Sie können beim „Rückenroller" auch Hanteln verwenden.

Nehmen Sie die Grundposition wie oben beschrieben ein. Halten Sie die Gewichte in den Händen, und beugen Sie die Arme vor dem Brustkorb. Die Fingerknöchel zeigen zueinander, die Ellenbogen stehen seitlich vom Körper ab. Achten Sie darauf, die Schultern nicht hochzuziehen. Spannen Sie die Bauchmuskeln an, rollen Sie den Oberkörper bis zu den Schulterblättern ab, und strecken Sie gleichzeitig die Arme auf Brusthöhe nach vorn aus. Führen Sie nun beide Arme seitlich nach unten, legen Sie die Gewichte aber nicht ab. Oberkörper und Arme bilden ein Kreuz. Führen Sie jetzt die gestreckten Arme wieder vor der Brust zusammen. Rollen Sie sich dann zurück in die Sitzposition, und

Hantelersatz

Wenn Sie keine Hanteln zu Hause haben, können Sie auch gefüllte 0,5- oder 1-Liter-Wasserflaschen verwenden.

beugen Sie die Unterarme zur Brust. Atmen Sie beim Abrollen des Rumpfes aus, in Rückenlage mit nach vorn gestreckten Armen ein. Atmen Sie wiederum beim Öffnen der Arme aus, beim Zusammenführen der Arme ein und beim Hochkommen in den Sitz wieder aus. Führen Sie den Bewegungsablauf 5-mal aus.

Aufgepasst

Drücken Sie beim Abrollen den unteren Teil der Wirbelsäule in den Boden, um die Bewegung zu kontrollieren. Wenn Sie in Rückenlage sind und den Druck wegnehmen, achten Sie darauf, dass Sie mit der Hüfte nicht zur Seite kippen oder den Rücken von der Unterlage abheben. Die Schultern bleiben auf der Matte liegen, die Schulterblätter drücken nach unten, der Nacken bleibt entspannt.

Rücken, Po & Hüfte

M it der Übung „Starter" wird die tiefe Rückenmuskulatur gestreckt und gekräftigt, das stabilisiert die Wirbelsäule.

Die „Schiefe Ebene" ist eine vielseitige Übung, mit der Sie vor allem den langen Rückenstrecker und die Pomuskeln stärken und dabei die Hüftbeuger dehnen. Die Dehnung dieses

oft verkürzten Muskels verhindert das Kippen des Beckens nach vorn und verbessert dadurch die aufrechte Körperhaltung.

Starter

Übungsablauf

- Nehmen Sie eine aufrechte Position ein, die Füße sind hüftbreit aufgestellt, die Fußspitzen leicht nach außen gedreht.
- Beugen Sie leicht die Knie, neigen Sie den Oberkörper nach vorn, und strecken Sie die Arme neben den Ohren nach oben. Der Po schiebt nach hinten unten, sodass eine gerade Linie vom Po über die Wirbelsäule und die Arme zu den Händen entsteht. Ihr Blick und die Handflächen sind zum Boden gerichtet.
- Führen Sie mit gestreckten Armen 10 gegengleiche kleine, schnelle Auf- und Abbewegungen neben dem Kopf aus, dies bringt die einzelnen Wirbelsegmente in Bewegung.
- Atmen Sie ein, wenn Sie in die gebeugte Haltung gehen, atmen Sie während der Armbewegungen

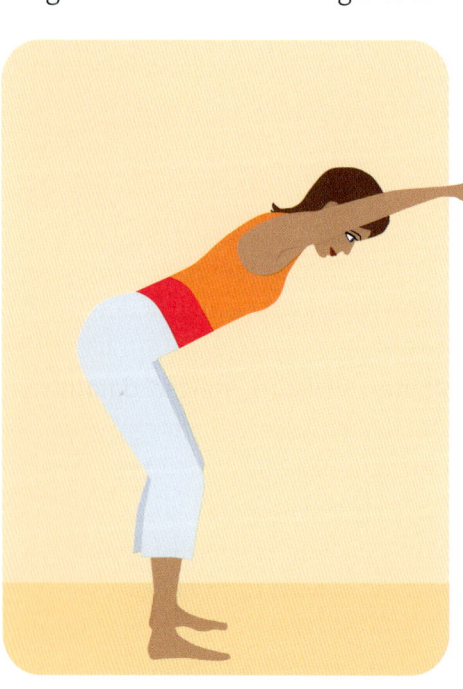

Tiefe Rückenmuskulatur

Die tiefen Rückenmuskeln liegen direkt an der Wirbelsäule und sorgen für deren Stabilität. Die Aktivierung dieser Muskeln ist wichtig, um Schmerzen zu verringern bzw. vorzubeugen, da eine Schwäche in diesem Bereich häufige Ursache für Bandscheibenvorfälle und Dysbalancen ist.

aus. Atmen Sie ein, wenn Sie in den aufrechten Stand kommen.

- Führen Sie insgesamt 5 Sätze der Übung aus, mit jeweils einer kurzen Pause dazwischen.

Variation

Gehen Sie in die Bauchlage. Strecken Sie die Beine leicht geöffnet nach hinten aus, die Stirn berührt den Boden. Legen Sie die Arme auf Schulterhöhe um den Kopf, wobei die Unterarme und Fingerspitzen nach vorn zeigen. Heben Sie Kopf und Oberkörper nach oben an, strecken Sie die Brust heraus, und halten Sie den Nacken gestreckt. Die Unterarme bleiben während der Bewegung auf der Matte liegen. Ziehen Sie sich nun mit den Rückenmuskeln so weit wie möglich nach oben, wobei die Arme nur leicht unterstützend mitarbeiten

sollen. Der Kopf bleibt gerade mit nach vorn gerichtetem Blick, Nacken und mittlerer Teil der Wirbelsäule sollten nicht gekrümmt werden, um Druck auf die Lendenwirbel zu vermeiden. Lösen Sie die Anspannung, und legen Sie den Oberkörper langsam auf der Unterlage ab. Atmen Sie während der ganzen Übung ruhig weiter. Führen Sie die Dehnung 8-mal aus, entspannen Sie kurz, und schließen Sie einen weiteren Satz an.

Aufgepasst

Achten Sie beim „Starter" darauf, dass der Rücken gerade bleibt und Sie nicht ins Hohlkreuz fallen. Beugen Sie sich nur so weit nach vorn, dass Sie den Rücken kontrolliert in einer Linie und das Gleichgewicht halten können. Ziehen Sie die Schultern nicht hoch zu den Ohren.

Schiefe Ebene

Übungsablauf

- Legen Sie sich flach auf den Rücken, und winkeln Sie die Beine an. Die ganzen Fußsohlen stehen auf dem Boden, die Füße sind parallel und hüftbreit aufgestellt. Die Arme liegen locker neben dem Körper, die Handflächen zeigen nach unten.

- Drücken Sie die Lendenwirbelsäule in den Boden, bis Sie spüren, dass das Becken zum Oberkörper kippt – so hängt die Wirbelsäule während der Übung nicht durch.

- Heben Sie jetzt den Po an, und drücken Sie den Lendenwirbelbereich durch. Rollen Sie Wirbel für Wirbel hoch, bis Oberkörper und Oberschenkel eine gerade Linie bilden und eine schiefe Ebene zwischen Schultern und Knien ergeben. Wichtig ist, dass die Beine parallel sind.

- Halten Sie die Position etwa 10 Sekunden.

- Lösen Sie sie dann wieder, und senken Sie langsam den Po ab. Achten Sie darauf, die Wirbelsäule vom Hals ausgehend bis zum Steißbein abzurollen.

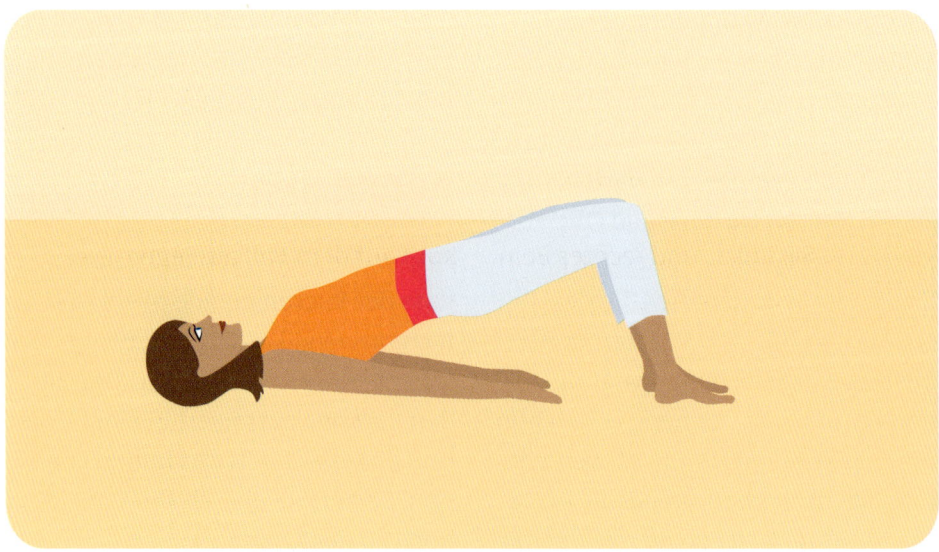

- Atmen Sie beim Hochrollen ein, atmen Sie während Sie die Position halten weiter und wieder tief aus beim Absenken des Oberkörpers.
- Heben und senken Sie das Becken insgesamt 10-mal.

Variation

Als anspruchsvolle Variante können Sie das Bein mit anheben.

Beginnen Sie die Übung wie oben beschrieben, bis Sie die Diagonale erreicht haben. Strecken Sie im Wechsel ein Bein in Verlängerung der Schulter-Hüft-Knie-Linie nach vorn, das Bein ist am Ende der Bewegung gerade gestreckt. Halten Sie dabei die Hüfte bewusst oben, und spüren Sie die Anspannung im unteren Rücken. Die Arme helfen, das Gleichgewicht zu halten, so trainieren Sie gleichzeitig die Schultergürtelmuskulatur. Wechseln Sie linkes und rechtes Bein mehrmals ab, und kommen Sie dann wieder zurück zur Ausgangsposition.

Hilfsmittel

Setzen Sie sich mit geradem Rücken auf einen Gymnastikball, die Füße

Stock im Rücken

Achten Sie auf gute Stabilität im Hüftbereich. Schieben Sie das Becken nach oben, und lassen Sie die Wirbelsäule nicht absinken. Stellen Sie sich vor, Sie hätten einen geraden Stock im Rücken.

sind hüftbreit auf dem Boden aufgestellt. Die Hände liegen zunächst dicht neben dem Körper auf dem Ball. Strecken Sie dann die Arme in Schulterhöhe vor der Brust aus. Spannen Sie die Bauchmuskulatur an, und beginnen Sie, in kleinen Schritten mit den Füßen nach vorn zu gehen, der Ball wandert vom Gesäß langsam den Rücken hinauf.

Gehen Sie auf diese Weise so weit nach vorn, bis Schultern, Nacken und Kopf auf dem Ball aufliegen. Die Arme zeigen in dieser Position nach oben zur Decke.

Halten Sie diese Stellung 10 Sekunden. Wandern Sie mit den Füßen wieder zurück, und rollen Sie Wirbel für Wirbel hoch, bis Sie zum Sitzen kommen.

Body-Turn

Mit der Übung „Wippe" in der Bauchlage stärken Sie vor allem den unteren Rücken und die Po- und Beinmuskulatur. Die anschließende Übung „Hoch das Becken" kräftigt die tiefe Bauchmuskulatur und entspannt den unteren Rücken.

Wippe

Übungsablauf

- Gehen Sie in die Bauchlage. Beine und Füße sind nach hinten ausgestreckt.
- Legen Sie die Handflächen unter den Kopf, die Stirn ruht auf den Handrücken, und die Schultern sinken entspannt nach unten.
- Atmen Sie aus, ziehen Sie das rechte Bein lang, und heben Sie es nach hinten oben an.
- Das Bein bleibt in der Bewegung lang und gestreckt, achten Sie darauf, die rechte Seite des Beckens nicht auszudrehen.
- Führen Sie mit dem Einatmen das Bein wieder auf den Boden zurück.

Stellen Sie sich vor, das Bein wird nach der Streckung wie von einem Gummiband Richtung Nabel zurückgezogen.

- Entspannen Sie den Beckenbereich, und heben Sie dann das linke Bein.
- Trainieren Sie 2 Sätze mit je 5 Wiederholungen pro Seite.

Variation

Wenn Ihre Muskulatur im unteren Rücken kräftig genug ist, können Sie diese Übung auch mit beiden Beinen zugleich ausführen.
Legen Sie sich ausgestreckt auf den Bauch, der Kopf ruht auf der Unter-

Variation intensiv

Wenn Ihr Rücken stark genug ist, können Sie bei der Variation den gehobenen Oberkörper auch einige Sekunden lang halten. Das kräftigt zusätzlich den oberen Anteil der Rückenmuskeln und dehnt Schulter- und Brustbereich. Achten Sie aber darauf, die Schulterblätter nicht zusammenzuziehen.

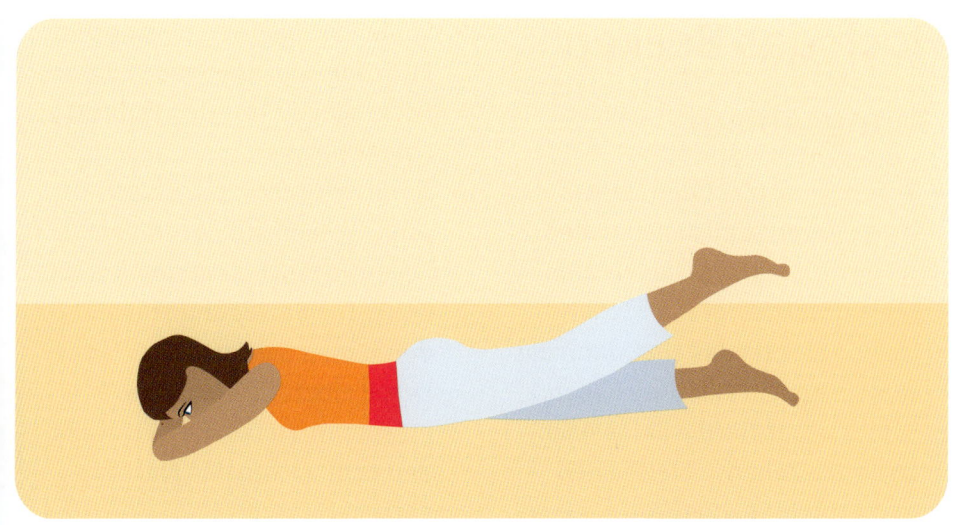

lage, die Arme liegen seitlich neben dem Körper. Die Handflächen zeigen zur Decke.

Heben Sie beide Beine gleichzeitig nach oben, dabei sind die Füße etwa hüftbreit geöffnet. Heben Sie nun auch den Oberkörper mit an, sodass Ihre ganze Körperrückseite einen sanften Bogen bildet. Die Arme werden leicht mit angehoben bis auf Höhe der Oberschenkelrückseiten. Atmen Sie ein, wenn Sie Beine und Oberkörper anheben, und atmen Sie aus, wenn Sie in die Ausgangsposition zurückkommen. Heben Sie Beine und Oberkörper insgesamt 10-mal.

Aufgepasst

Wichtig ist das Langstrecken der Beine vor der eigentlichen Hebebewegung. Das hält den Beckenbereich gerade, und die Beine können am Hüftgelenk nicht ausgedreht werden. Achten Sie darauf, wenn Sie beide Beine und den Oberkörper anheben, dass Sie nicht den Kopf überstrecken, er bleibt in Verlängerung der Wirbelsäule und schließt den Bogen mit ab.

Trainingstipp

Es kann angenehmer sein, mit einem Kissen unter dem Becken zu üben.

Hoch das Becken

Übungsablauf

- Legen Sie sich auf den Rücken, die Arme liegen seitlich neben dem Körper, die Handflächen zeigen nach unten.
- Ziehen Sie erst das eine, dann das andere Bein in Richtung Bauch, und strecken Sie die Beine nach oben, die Zehenspitzen ziehen zum Boden. Spannen Sie die Beinmuskulatur gut an.

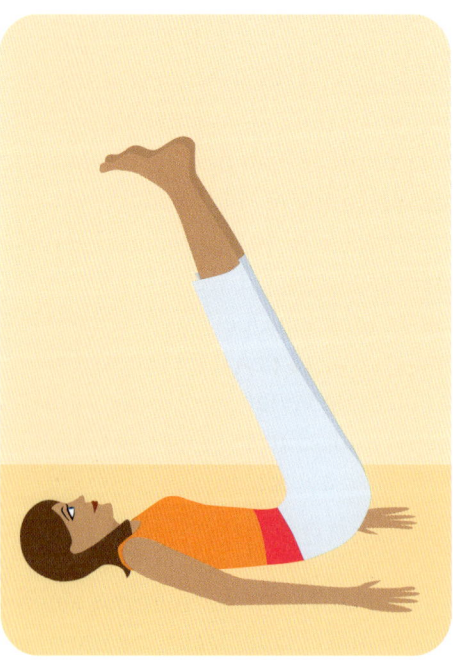

- Führen Sie beide Beine langsam Richtung Kopf, und heben Sie das Becken an, sodass die Beine diagonal nach hinten oben zeigen.
- Arme, Schultern und Brustwirbelsäule bleiben auf der Unterlage liegen, in Bewegung sind nur die Beine. Die Bewegung entsteht dadurch, dass Sie das Becken anheben. Bleiben Sie im Nackenbereich entspannt. Heben Sie evtl. leicht den Kopf an, um den Nacken zu entlasten.
- Rollen Sie den unteren Rücken und das Becken bewusst langsam zum Boden zurück, und lassen Sie die Beine wieder in die senkrechte Position kommen.
- Heben und senken Sie das Becken insgesamt 10-mal.

Variation

Wenn Sie den Oberkörper in die Übung mit einbeziehen, trainieren Sie gleichzeitig die Po- und oberen Bauchmuskeln.
Parallel-Lift: Gehen Sie in die Rückenlage, die Beine liegen ausgestreckt am Boden, die Arme entspannt neben dem Körper. Spannen

Sie die Po- und Bauchmuskeln an, führen Sie beide Beine gestreckt in die Senkrechte. Heben Sie die Arme parallel zum Boden an, die Hände sind angezogen, die Fingerspitzen zur Decke gerichtet. Drücken Sie die Handflächen nach vorn, als wollten Sie etwas von sich wegschieben. Heben Sie dabei Kopf und Oberkörper so weit an, dass sich die Schulterblätter von der Unterlage lösen. Das Kinn zieht zur Brust. Heben Sie aus dieser Position nun das Becken an – dies ist eine sehr kleine Bewegung mit äußerst effektiver Wirkung. Legen Sie Beine, Oberkörper und Arme langsam wieder ab. Atmen Sie in der Rückenlage tief ein und beim Anheben der Beine und des Oberkörpers aus. Führen Sie die Übung 5- bis 7-mal aus.

Senkrecht-Lift: Ausgangsposition ist die Stellung mit nach oben gestreckten Beinen. Heben Sie nun beide Arme an, und strecken Sie sie senkrecht zur Decke. Heben Sie dabei Kopf und Oberkörper so weit an, dass sich die Schulterblätter von der Unterlage lösen. Heben Sie aus dieser Position nun das Becken langsam und ohne Schwung an.

Den Muskeln Zeit geben

Wenn sich das Becken nicht hebt, liegt es daran, dass die Muskeln zu verspannt oder verkürzt sind.

Haben Sie Geduld. Ihre Muskulatur muss noch ein wenig trainiert werden – und mit der Zeit schaffen Sie auch die Übungsvarianten ganz mühelos!

Aufgepasst

Achten Sie auf eine langsame Ausführung der Bewegung. Arbeiten Sie nicht mit Schwung, der Kraftimpuls kommt aus der unteren tiefen Bauchmuskulatur.

Trainingstipp

Wenn Ihnen bei der Variation das Anheben der gestreckten Beine noch nicht gelingt, ohne dass der Rücken abhebt, beginnen Sie die Übung einfach mit angewinkelten Beinen, und steigern Sie sich langsam.

Körper-
balance

Bei der Übung „Waage" bringen Sie die Körperrückseite in eine gerade Linie, das kräftigt die Oberschenkelrückseite, den unteren Rücken und formt einen schönen, runden Po. Die „Schaukel" ist eine Dehneinheit für die Körperrückseite und sorgt für mehr Beweglichkeit der Lendenwirbelsäule. Mobilität und Kraft in der Wirbelsäule sind das A und O bei allen Beuge- und Streckbewegungen.

Waage

Übungsablauf

- Sie benötigen für diese Übung einen stabilen Tisch.
- Legen Sie sich bäuchlings auf den Tisch, sodass die Hüfte an der Kante aufliegt. Halten Sie die Beine diagonal nach unten gestreckt, und stellen Sie die Fußballen auf dem Boden ab. Halten Sie sich mit den Händen seitlich am Tisch fest.
- Der Kopf ist in Verlängerung der Wirbelsäule, die Stirn liegt auf der Tischoberfläche.

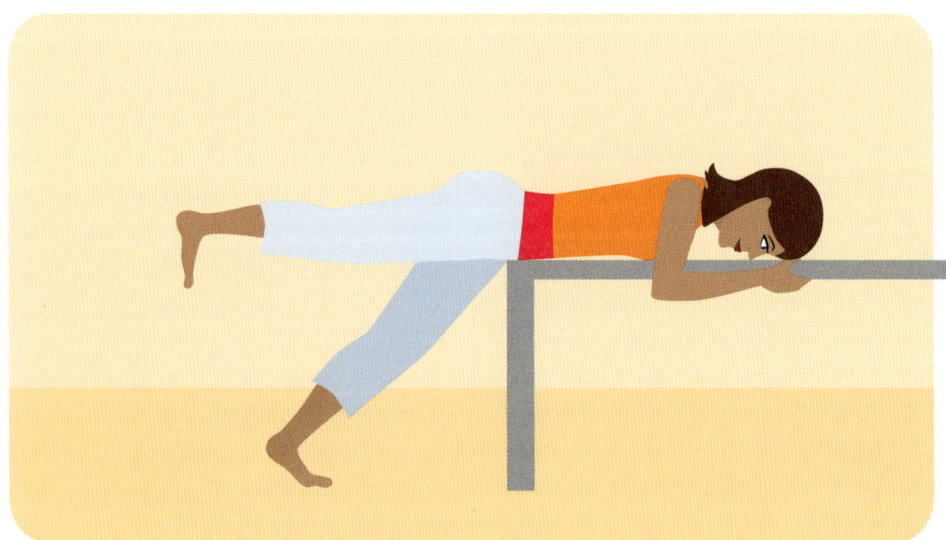

- Winkeln Sie das rechte Bein an, und heben Sie es so weit an, dass Oberschenkel, Rücken und Kopf eine gerade Linie bilden. Je näher die Fersen zum Po zeigen, desto einfacher ist die Durchführung der Übung. Je größer der Winkel zwischen Ober- und Unterschenkel, desto mehr Kraftaufwand müssen Sie leisten. Am anstrengendsten ist die Übung, wenn das Bein komplett gestreckt ist.
- Kommen Sie langsam und fließend in die Knie-Schulter-Linie, halten Sie die Position einen Moment, und führen Sie das Bein langsam wieder zum Boden.
- Atmen Sie beim Heben des Beins aus und beim Absenken ein.
- Heben und senken Sie das Bein insgesamt 10-mal, und wechseln Sie dann zum linken Bein.

Für Profis

Trainieren Sie auch einmal mit komplett gestrecktem Bein – der Körper bildet eine gerade Linie von der Ferse bis zum Kopf, die Zehenspitzen zeigen zum Boden – so kräftigen Sie Po- und Rückenmuskeln am effektivsten.

Heben Sie gleichzeitig das rechte Bein und den linken Arm so weit an, dass von der rechten Ferse bis zu den linken Fingerspitzen eine gerade Linie parallel zum Boden entsteht. Der Kopf ist in Verlängerung der Wirbelsäule, der Blick ist auf den Boden gerichtet. Bewegen Sie Arm und Bein 5-mal auf und ab, und wechseln Sie dann die Seite.

Variation

Mit ein wenig Koordination und Balance können Sie die „Waage" auch im Vierfüßlerstand trainieren. Die Muskeln der Arme und Schultern werden dabei mit beansprucht. Kommen Sie in den Vierfüßlerstand.

Aufgepasst

Wichtig ist, dass Sie die Übung flüssig und ohne Schwung ausführen. Bleiben Sie im Rücken ganz gerade, und konzentrieren Sie sich beim Anheben des Beines darauf, dass die Hüfte nicht nach oben ausweicht.

Schaukel

Übungsablauf

- Legen Sie sich auf den Rücken, heben Sie die Beine an, die Knie sind angewinkelt. Wie bei einer Stufe halten Sie Oberkörper und Unterschenkel parallel zum Boden, die Oberschenkel stehen senkrecht zum Rumpf.
- Umfassen Sie mit beiden Händen die Knie. Heben Sie durch Anspannen der Bauchmuskeln gleichzeitig Kopf und Schultern an.
- Bringen Sie sich durch Ziehen der Knie in Richtung Füße in eine leichte Schaukelbewegung.
- Atmen Sie in der Vorwärtsbewegung aus und beim Zurückrollen wieder ein.
- Wie ein Schiffchen auf kleinen Wellen schaukeln Sie gleichmäßig und rhythmisch 10-mal vor und zurück. Führen Sie nach einer kurzen Pause 2 weitere Sätze aus.

Variation

Dynamischer wird der Übungsablauf, wenn die Schaukelbewegung zu einem Rollen mit dem ganzen Rücken wird. Dies erfordert etwas mehr Kontrolle der Körperhaltung und ein präzises Abrollen der Wirbel.

Sie sitzen auf dem Boden, die Beine sind angewinkelt, die Füße stehen mit ganzer Sohle auf dem Boden. Umfassen Sie Ihre Schienbeine oberhalb der Fußknöchel mit beiden Händen. Lassen Sie den Kopf zur Brust sinken, der Blick ist auf die Füße gerichtet. Drücken Sie sich mit den Zehenspitzen leicht ab, und rollen Sie langsam nach hinten über den Rücken bis zu den Schulterblättern ab. Rollen Sie dabei nicht bis zum Nacken, der Kopf bleibt immer vom Boden weg. Rollen Sie wieder bis zur Sitzposition hoch, vergessen Sie dabei nicht, die Bauchmuskeln anzuspannen. Rollen Sie 10-mal über den Rücken vor und zurück. Atmen Sie beim Zurückrollen ein. Atmen Sie aus, wenn Sie in den Sitz kommen. Führen Sie nach einer kurzen Pause 2 weitere Sätze aus.

Hilfsmittel

Für die „Schaukel" können Sie auch ein Pilatesband zur Hilfe nehmen:

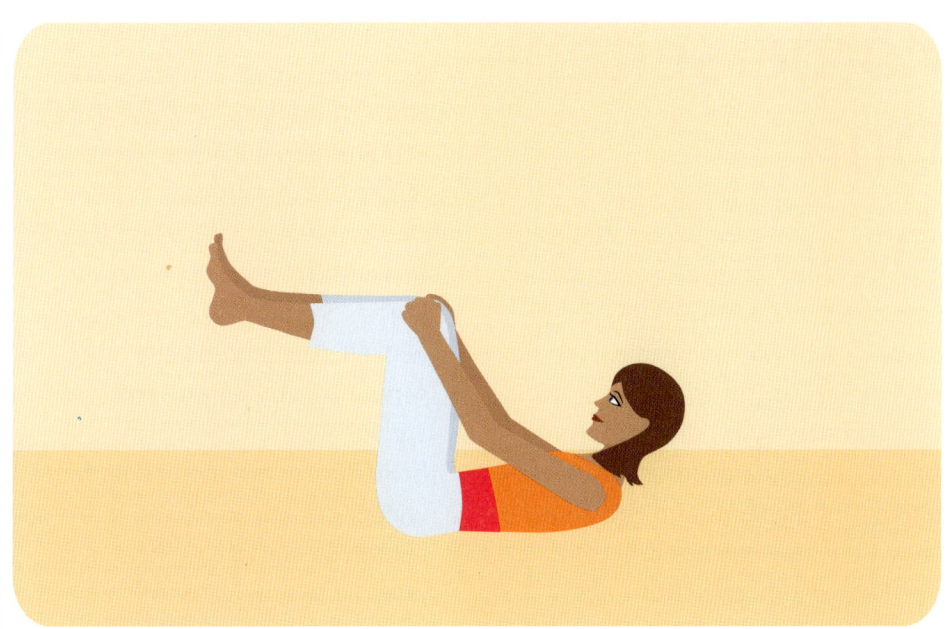

Mit den Füßen in den mittleren und den Händen in den äußeren Taschen ist das Band hilfreich, um die Rundung des Rückens beim Rollen zu halten. Wenn das Abrollen noch ein wenig schwer fällt, können Sie das Band als Unterstützung unter die Waden schieben.

Aufgepasst

Führen Sie die Abrollbewegung ganz bewusst aus. Achten Sie auf die Rundung im Rücken vom Steißbein bis zum Nacken, weil nur so eine harmonische gleichmäßige Rollbewegung möglich ist. Wenn die Lendenwirbelsäule zu gerade ist, fallen Sie eher auf den Rücken, als dass Sie rollen. Spannen Sie Ihre Bauchmuskeln deshalb an, damit Sie die nötige Kontrolle über den Bewegungsablauf behalten.

Wichtig ist, dass Sie keine ruckartigen schwungvollen Bewegungen mit den Beinen machen und so möglicherweise die Arbeit in der Körpermitte vernachlässigen.

Körperseiten-Duo

Diese Übungseinheit dient der Kräftigung und Dehnung der Körperseiten. Bei der Übung „Scheibenwischer" stärken Sie die diagonalen Bauchmuskeln. Die Seitwärtsbewegung mobilisiert die Wirbelsäule. Die Übung „Up and down" kräftigt und dehnt die Bein- und Hüftmuskulatur. Eine bewegliche Hüfte schont den Rücken und erleichtert alle Bewegungsformen.

Scheibenwischer

Übungsablauf

- Begeben Sie sich in Rückenlage. Breiten Sie die Arme seitlich in Schulterhöhe aus. Die Handflächen zeigen nach unten.
- Halten Sie die Oberschenkel etwa im rechten Winkel zum Rumpf, und lassen Sie die Unterschenkel locker an die Oberschenkelrückseite fallen. Die Lendenwirbelsäule liegt fest auf dem Boden.

- Führen Sie die angewinkelten Beine nach links. Drehen Sie die Hüfte so weit, dass Sie die rechte Schulter und die Arme noch am Boden halten können.
- Drehen Sie dann die Beine wieder in die Mitte.
- Drehen Sie nun die Beine angewinkelt zur rechten Seite.
- Atmen Sie aus, wenn Sie die Beine zur Seite drehen, und atmen Sie beim Zurückkommen in die Mitte wieder ein.
- Führen Sie die Übung 10-mal zu jeder Seite aus. Fügen Sie nach einer kurzen Pause einen weiteren Satz mit je 10 Wiederholungen an.

Nacken schonen

Die Übung wird auch für den Nackenbereich zunehmend anstrengender, je mehr die Beine gestreckt werden. Zwar soll die Nackenmuskulatur beansprucht werden, doch wenn Sie merken, dass sich der Nacken zu sehr verspannt, bringen Sie die Beine etwas weniger weit zur Seite, oder winkeln Sie sie mehr an.

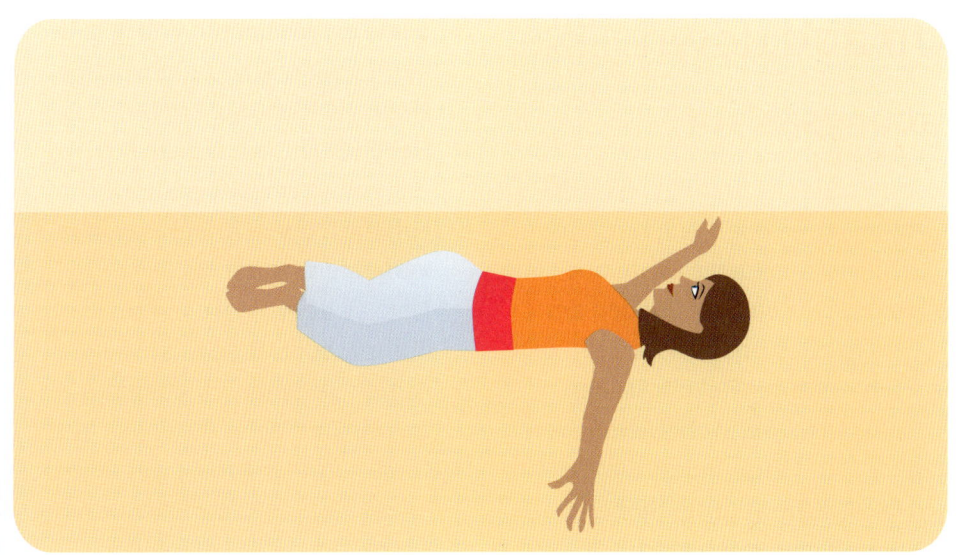

Variation

Diese Kräftigungsübung wird umso anspruchsvoller, je mehr Sie die Beine strecken, denn: je gestreckter das Bein, umso größer das Gewicht, das die Bauchmuskeln durch das Neigen der Beine halten müssen.

90 Grad: Gehen Sie in die Grundposition. Oberschenkel und Unterschenkel werden im rechten Winkel zueinander gehalten, die Unterschenkel zeigen also parallel zum Boden. Drehen Sie nun im Wechsel die Beine 5-mal zu jeder Seite. Halten Sie sie dabei in der 90-Grad-Position.

Gestreckt: Die effektivste aber schwierigste Variante ist die Seitdrehung mit gestreckten Beinen. Führen Sie die Übung 5-mal pro Seite aus.

Aufgepasst

Achten Sie darauf, dass Arme und Schultern während der Übung immer den Boden berühren.
Führen Sie die Bewegungen in gleichmäßiger Geschwindigkeit aus, lassen Sie die Beine nicht zur Seite fallen.
Stellen Sie sich vor, die Beine werden durch ein starkes Gummiband an der Gegenseite gehalten.

Up and down

Übungsablauf

- Legen Sie sich mit der rechten Seite auf den Boden. Nacken, Rücken und Hüfte bilden eine gerade Linie.
- Legen Sie den Kopf auf den am Boden nach oben ausgestreckten rechten Arm. Winkeln Sie den linken Arm an. Stabilisieren Sie Ihre Seitenlage, indem Sie die Handfläche auf Brusthöhe vor dem Körper aufstützen.
- Die Füße liegen ein wenig vor dem Körper, sodass die gestreckten Beine einen leichten Winkel zum Rumpf bilden, die Zehenspitzen ziehen in Richtung Kopf.
- Heben Sie nun das obere Bein mit geflextem (also angezogenem) Fuß nach oben, wobei es sich in Verlängerung der Rücken-Hüft-Linie bewegt. Senken Sie das Bein dann wieder, ohne es abzulegen.
- Atmen Sie beim Anheben des Beines ein und beim Absenken aus.
- Nach 5 Auf- und Abbewegungen legen Sie eine kurze Pause ein und wiederholen die Übung noch 2-mal mit dem gleichen Bein. Wechseln Sie dann die Seite.

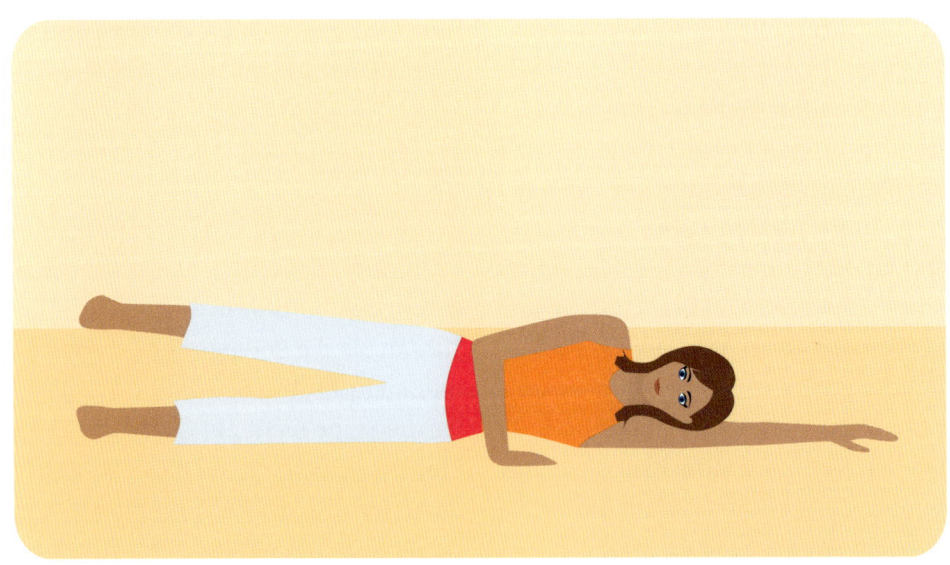

Variation

Gehen Sie in die oben beschriebene Grundposition mit leicht nach vorn abgelegten Beinen und angezogenen Zehenspitzen. Mit dem oberen Arm stützen Sie sich vor dem Oberkörper ab. Die Beinbewegung ist wie beim Radfahren. Winkeln Sie das obere Bein an, und ziehen Sie es ein wenig vor den Bauch. Strecken Sie jetzt das Bein ganz aus, führen Sie es langsam nach hinten zum Gesäß, so lange Sie die Position stabil halten können. Winkeln Sie es wieder an, und ziehen Sie es vor den Oberkörper zurück. Beginnen Sie die Bewegung von Neuem, ohne das Bein abzulegen. Atmen Sie ein, wenn das Bein ange-winkelt vor den Bauch gezogen wird, atmen Sie in der Kreisbewegung aus. „Radeln" Sie 10-mal mit dem rechten Bein. Legen Sie dann eine kurze Pause ein, bevor Sie den Bewegungsablauf weitere 10-mal ausführen. Wechseln Sie anschließend die Seite.

Aufgepasst

Halten Sie bewusst Hüfte und Schultern stabil, konzentrieren Sie

Kleine Helfer

Vielen ist es angenehmer, wenn sie zwischen Kopf und unteren Arm ein Kissen legen. Fällt es Ihnen schwer, das Gleichgewicht zu halten, legen Sie sich eine zusammengeroll-te Decke in den Rücken.

sich dabei auf die Muskelspannung in der Körpermitte, damit Sie nicht aus der Seitenlage nach vorn oder hinten kippen. Achten Sie immer auf einen geraden Rücken während der Übung. Drehen Sie das Bein nicht aus der Hüfte aus. Das arbeitende Bein wird immer so gehalten, dass Knie und Fußspitze nach vorn gerichtet, also nicht nach oben gedreht sind.

Trainingstipp

Bei der Variation können Sie die Bein-bewegung bei der Wiederholung auch umgekehrt ausführen: Sie be-ginnen die Übung also mit nach hin-ten gestrecktem Bein, führen es nach unten vor den Körper und ziehen es dann angewinkelt vor den Rumpf.

Schulter-Arm-Kräftigung

Mit den folgenden Übungen werden Schulterrückseite, obere Rückenmuskulatur und Arme gekräftigt. Auch die Muskulatur in der Körpermitte wird mobilisiert. Dies hilft, Brust- und Halswirbelsäule aufzurichten und damit die Körperhaltung zu verbessern.

Flieger

Übungsablauf

- Für diese Übung benötigen Sie 2 Hanteln.
- Gehen Sie in den Fersensitz (Beine sind im Knie vollständig angewinkelt, Sie sitzen auf den Fersen).
- Halten Sie die Gewichte in den Händen, die Arme hängen seitlich zum Boden. Der Rücken ist gerade aufgerichtet, die Schultern befinden sich genau über den Hüften.
- Heben Sie beide Arme seitlich bis auf Schulterhöhe an, und richten Sie sich gleichzeitig in den Kniestand auf, sodass von den Knien bis zum Kopf eine Linie entsteht. Die Handrücken zeigen nach oben. Beugen Sie die Ellenbogen beim Anheben der Arme leicht an, und führen Sie die Schulterblätter zusammen. Halten Sie den Kopf in einer Linie mit dem Rücken, die Schultern sind tief.
- Senken Sie die Arme nun langsam wieder ab, und kommen Sie zurück in den Fersensitz.
- Atmen Sie beim Heben der Arme aus und beim Senken der Arme ein.
- Bewegen Sie Ihre Arme insgesamt 10-mal auf und ab. Wiederholen Sie nach einer kurzen Pause einen weiteren Satz.

Hilfsmittel

Durch die Verwendung eines Gymnastikballs vermeiden Sie eine Krümmung im Rücken. Legen Sie sich bäuchlings auf einen Gymnastikball, Oberschenkel und Rumpf bilden einen 90-Grad-Winkel. Halten Sie die Unterschenkel bis zur Ferse parallel zum Boden, die Fußspitzen sind hüftbreit aufgestellt. Nehmen Sie in jede Hand eine Hantel, und lassen Sie die

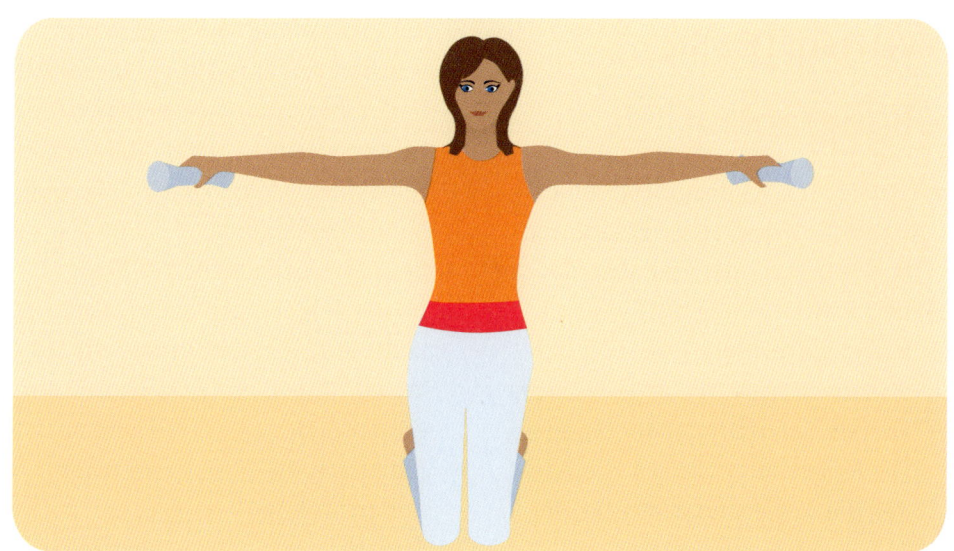

Arme seitlich vom Ball nach unten hängen. Aktivieren Sie die Muskulatur in der Körpermitte, um den Ball ruhig zu halten, und lassen Sie Hüfte und Schultern nicht in den Ball sinken. Heben Sie nun beide Arme seitlich bis auf Schulterhöhe an. Senken Sie sie wieder ab. Bewegen Sie die Arme 10-mal auf und ab. Wiederholen Sie die Übung nach einer kurzen Pause.

Aufgepasst

Halten Sie den Rumpf bewusst aufrecht. Achten Sie darauf, dass die Wirbelsäule nicht durch das Heben der Gewichte in eine Krümmung ausweicht. Der Impuls für die Armbewegungen kommt aus der Körpermitte, arbeiten Sie also nicht mit Schwung, sondern mit gleichmäßigen, kraftvollen Bewegungen.

Trainingstipp

Wenn Ihre Schulter- und Armmuskeln noch nicht kräftig genug sind, verringern Sie den Bewegungsradius, oder verwenden Sie leichtere Gewichte. Trainingsanfänger können die Bewegung beim „Flieger" anfangs auch nur im Fersensitz ausführen.

Wandpresse

Übungsablauf

- Stellen Sie sich frontal vor eine Wand. Der Rücken ist gerade, die Füße stehen hüftbreit auseinander und etwa einen Schritt von der Wand entfernt.
- Stützen Sie sich mit beiden Händen vor den Schultern an der Wand ab. Die Finger zeigen leicht zueinander, die Arme sind gestreckt, der

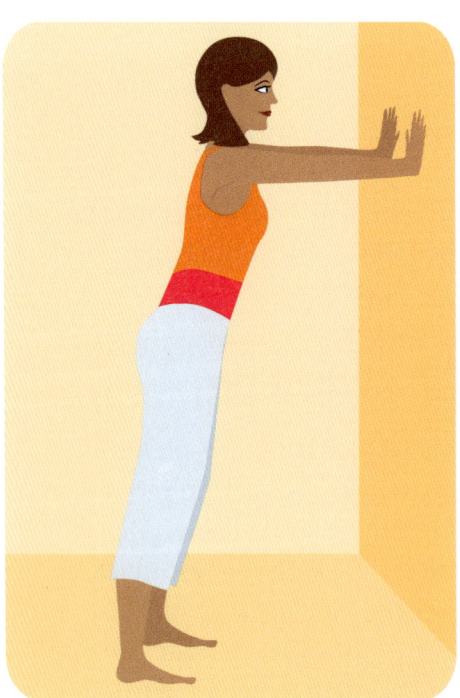

Blick ist auf die Hände gerichtet. Von den Fersen bis zum Nacken bildet Ihr Körper eine gerade Linie. Lassen Sie die Schultern nach unten sinken, bleiben Sie im Nackenbereich entspannt.

- Beugen Sie die Arme, die Ellenbogen zeigen nach außen, und kommen Sie mit dem Gesicht zur Wand, ohne diese zu berühren. Ihr Körper bildet weiterhin eine gerade Linie, die Füße bleiben am Boden stehen.
- Strecken Sie die Arme wieder, lassen Sie die Ellenbogen aber immer leicht gebeugt.
- Atmen Sie beim Beugen der Ellenbogen ein und beim Strecken der Arme aus.
- Bewegen Sie sich insgesamt 10-mal vor und zurück. Schütteln Sie dann leicht die Arme aus. Wiederholen Sie die Übung in 2 weiteren Sätzen.

Variation

Sollten Sie ausreichend Power haben, können Sie die Übung noch dynamischer gestalten. Wählen Sie einen größeren Abstand zur Wand, stützen

Sie sich mit gebeugten Armen ab, und gehen Sie dann in den Zehenstand – das kräftigt zusätzlich die Po- und Beinmuskulatur. Drücken Sie sich jetzt etwas schwungvoller ab, sodass Ihre Hände den Kontakt zur Wand kurz verlieren. Das Abdrücken soll nur so fest sein, dass der Körper von allein wieder nach vorn schwingt und Sie sich mit den Händen wieder sanft abfangen können. Pendeln Sie 10- bis 15-mal hin und her. Legen Sie dann eine kurze Pause ein, und wiederholen Sie die Übung in 2 weiteren Sätzen.

Der Abstand zählt

Je weiter Sie mit den Füßen von der Wand entfernt stehen, desto schwieriger wird die Übung, da mehr Körpergewicht gestützt werden muss. Wählen Sie den Abstand so, dass Sie die gerade Linie beibehalten können und Ihr Nacken entspannt bleibt.

Aufgepasst

Halten Sie die Spannung im Körper. Knicken Sie bei der Bewegung nicht in der Hüfte ab.
Das Hin- und Herpendeln sollte immer ruhig und gleichmäßig ausgeführt werden.

Trainingstipp

Bereiten Sie die Übung mit einer kleinen Lockerungsübung für die Schultern vor. Setzen Sie sich aufrecht auf einen Stuhl, spannen Sie die Bauchmuskeln an, der Rücken ist gerade, die Brust herausgestreckt und der Blick nach vorn gerichtet. Die Beine sind leicht gegrätscht. Lassen Sie die Arme locker neben dem Körper hängen. Kreisen Sie mit den Schultern je 10-mal nach vorn und nach hinten. Versuchen Sie, möglichst große Kreise zu ziehen.
Dehnen Sie nach dem Training Ihre Schulterrückseiten. Stellen Sie sich dafür mit hüftbreit geöffneten Beinen aufrecht hin. Legen Sie die Hände jeweils auf die entgegengesetzte Schulter und umarmen Sie sich selbst. Die Ellenbogen befinden sich auf Brusthöhe und ziehen nach vorn.

Bauch- und Hüftpower

Wie Sie wissen, sind gut trainierte Bauchmuskeln die halbe Miete für einen stabilen und gesunden Rücken sowie Beweglichkeit und Kraft im Hüftbereich Voraussetzung für eine richtige und kontrollierte Körperhaltung.

Die „Kerze" und der „Beinkreisel" bieten Ihnen ein Miniwork-out für beides.

Kerze

Übungsablauf

- Setzen Sie sich auf den Boden. Die Beine sind leicht angewinkelt, die Füße stehen auf dem Boden. Die Fußspitzen zeigen nach vorn, die Fußknöchel berühren sich.

- Lehnen Sie den Oberkörper zurück, und stützen Sie sich mit den Unterarmen am Boden ab. Die Ellenbogen liegen schulterbreit auseinander, die Handflächen zeigen nach unten. Halten Sie die

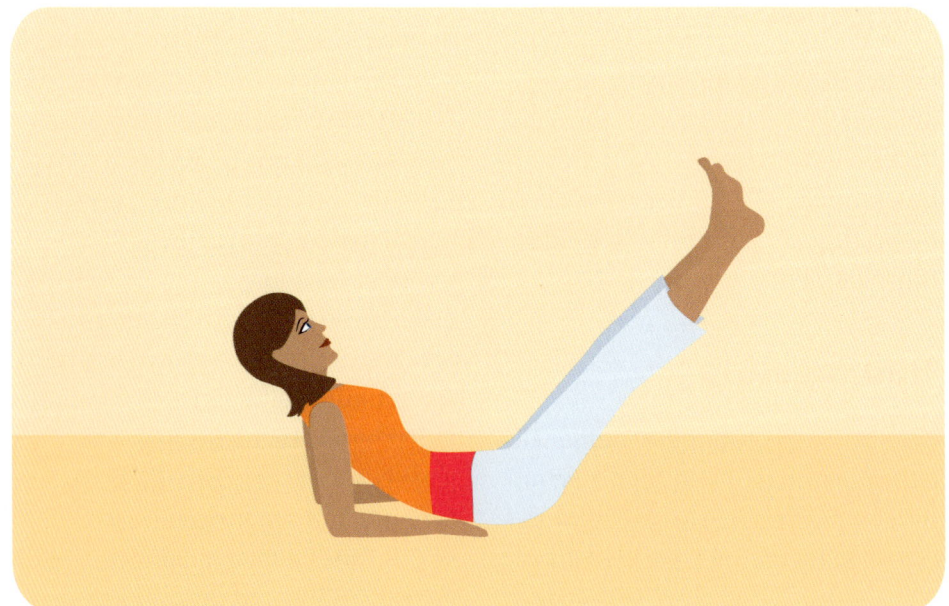

Schultern dabei tief und die Wirbelsäule gerade, damit Sie im oberen Rückenbereich nicht nach unten sinken.

- Strecken Sie die Beine geschlossen zur Decke. Senken Sie sie dann gestreckt zum Boden, legen Sie sie jedoch nicht ab. Die Beine gehen nur so weit nach unten, dass Becken und Rücken in Position bleiben.
- Winkeln Sie die Beine an, führen Sie sie Richtung Oberkörper zurück, und strecken Sie sie wieder in die Senkrechte hoch.
- Atmen Sie beim Hochstrecken der Beine ein, beim Absenken der Beine aus, beim Anwinkeln und wieder Hochstrecken ein.
- Führen Sie den Bewegungsablauf insgesamt 3-mal aus. Lassen Sie kurz die Beine zur Entspannung am Boden ruhen, und wiederholen Sie die Übung noch 2-mal.

Hilfsmittel

Ball-Kerze: Mit einem Gymnastikball wird die Übung anspruchsvoller und zusätzlich die Muskulatur der Beininnenseiten gestärkt. Nehmen Sie die oben beschriebene Ausgangsposition ein. Klemmen Sie sich den Ball mit angewinkelten Beinen zwischen die Füße, die Zehenspitzen sind gestreckt. Führen Sie den Bewegungsablauf in gleicher Reihenfolge aus: Strecken Sie die Beine nach oben, und senken Sie sie so weit ab, dass Sie noch stabil mit dem unteren Rücken auf dem Boden bleiben können.

Ball-Kerze gedreht: Mit dem Ball zwischen den Füßen strecken Sie die Beine diagonal nach oben. Mit einer Drehung aus der Hüfte wird ein Bein Richtung Brust geführt, gleichzeitig wird das andere Bein vom Rumpf weggeführt, sodass beide Beine gegengleich je einen Halbkreis beschreiben. Beide Beine bleiben gestreckt. Führen Sie danach eine gegenläufige Kreisbewegung aus.

Aufgepasst

Das Becken darf während der Übung nicht nach vorn kippen, der untere Teil der Wirbelsäule bleibt immer am Boden. Ist die Bauchmuskulatur noch nicht ausgeprägt genug, verringern Sie den Bewegungsradius der Beine, oder reduzieren Sie die Anzahl der Wiederholungen.

Beinkreisel

Übungsablauf

- Legen Sie sich mit ausgestreckten Beinen auf den Rücken.
- Strecken Sie die Arme auf Schulterhöhe zur Seite, die Handflächen zeigen nach unten. Lassen Sie bewusst Arme und Schultern in den Boden sinken.
- Führen Sie das rechte Bein bis in die Fußspitze gestreckt nach oben.
- Beschreiben Sie mit dem gestreckten Bein kleine Kreise, halten Sie dabei die Hüfte ruhig. Je beweglicher die Hüfte ist, umso größer können die Kreise werden. Die Bewegung sollte immer nur so groß sein, wie das Becken und der untere Rücken am Boden gehalten werden können.

- Atmen Sie während eines Beinkreises 1-mal ein und 1-mal aus.
- Kreisen Sie insgesamt 10-mal in jede Richtung. Wechseln Sie danach das Bein.

Variation

Intensiver ist das Kreisen mit beiden Beinen. Setzen Sie sich mit vor dem Körper ausgestreckten Beinen auf den Boden. Die Arme sind schräg nach hinten ausgestreckt und die Hände hinter dem Rücken aufgestützt. Halten Sie den Oberkörper diagonal zum Boden. Sinken Sie nicht mit dem Kopf zwischen die Schultern. Ziehen Sie die Knie zur Brust, und strecken Sie dann beide Beine zur Decke. Zehen, Knöchel und Knie werden jeweils zusammengehalten. Lassen Sie die Beine zum Boden kreisen, ohne diesen zu

Verkürzte oder verspannte Muskulatur

Wenn Sie das Bein nicht gestreckt zur Decke heben können, kann das daran liegen, dass Ihre Muskulatur der Beinrückseite oder im Lendenwirbelbereich verkürzt oder verspannt ist. Beugen Sie in diesem Fall das Kniegelenk, sodass Ober- und Unterschenkel einen 90-Grad-Winkel bilden, und kreisen Sie mit den Knien.

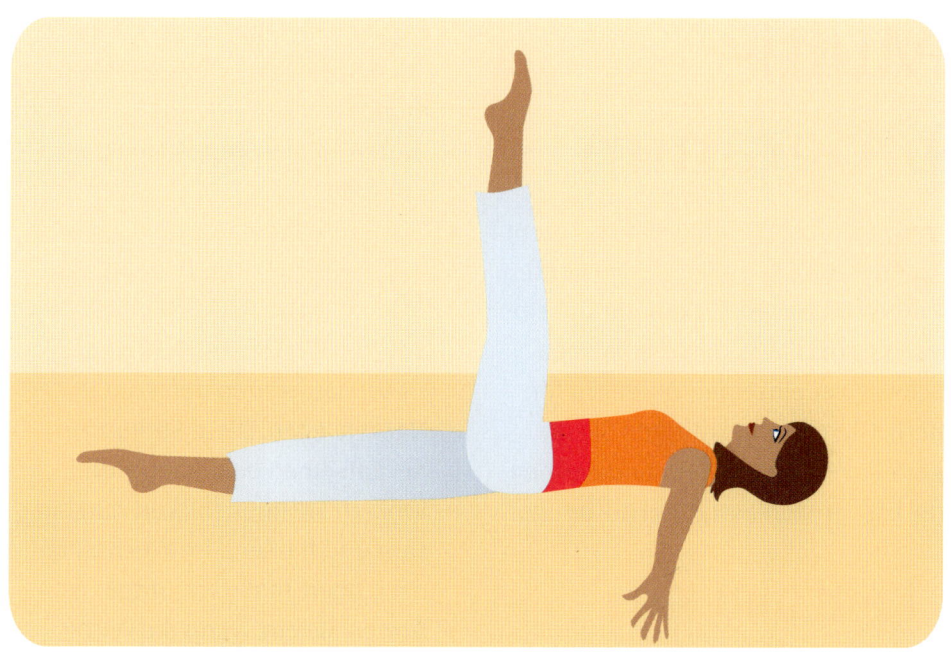

berühren, und beenden Sie den Kreis wieder mit vor dem Rumpf nach oben gerichteten Beinen. Atmen Sie beim Kreisen Richtung Boden ein und während der Aufwärtsbewegung aus. Kreisen Sie 10-mal in jede Richtung.

Aufgepasst

Hüfte und Schultern müssen beim Kreisen immer stabil am Boden bleiben, die Schultern sind von den Ohren weg, die Brust bleibt angehoben. Konzentrieren Sie sich unbedingt da-rauf, nicht mit gekrümmtem Rücken die Beine aufwärtszuschwingen. Achten Sie beim Beinkreisen mit bei-den Beinen darauf, sich nicht zu sehr auf die Hände sinken zu lassen.

Trainingstipp

Fangen Sie mit kleinen Kreisbewegun-gen an, wenn die Kraft in der Körper-mitte noch nicht so ausgeprägt ist. Sie können die Variation vereinfachen, wenn Sie den ganzen Unterarm able-gen und die Beine gebeugt kreisen.

Multi-programm

Die Übung „Hund und Katz" dient der Beweglichkeit der gesamten Wirbelsäule. Die „Rückbeuge" ist eine exzellente Übung, um die Beweglichkeit der einzelnen Wirbel zu fördern. Gleichzeitig kräftigen Sie die geraden Bauchmuskeln und dehnen die oft vernachlässigten Hüftbeuger.

Hund und Katz

Übungsablauf

- Gehen Sie in den Vierfüßlerstand. Hände und Knie sind hüftbreit aufgesetzt, die Hände stehen unter den Schultergelenken, die Knie unter der Hüfte.
- Führen Sie den Kopf in einem weiten Bogen zur Brust. Runden Sie den Nacken, die Brustwirbelsäule und den Lendenwirbelbereich. Rollen Sie Steißbein und Becken nach unten und innen ein. Stellen Sie sich eine Katze vor, die einen Buckel macht und den Schwanz einzieht. Ihr Oberkörper ist ein nach oben geschwungener Halbmond.
- Halten Sie den Bogen ein paar Sekunden.
- Lassen Sie dann in einer Gegenbewegung den Rücken durchhängen, indem Sie das Becken kippen, den unteren Rücken ins Hohlkreuz sinken lassen und den Kopf in den Nacken legen. Diese Stellung erinnert an einen bellenden Hund.
- Wölben Sie Ihren Rücken nun langsam und fließend im Wechsel mal nach oben, mal nach unten.
- Atmen Sie ein, wenn die Wirbelsäule nach unten gewölbt wird, und atmen Sie aus, wenn Sie den Katzenbuckel zeigen.
- Bewegen Sie sich im Wechsel in jede Richtung insgesamt 15-mal.

Variation

Sie können diese Übung variieren, indem Sie zusätzlich jeweils ein Bein strecken. Gehen Sie in den Vierfüßlerstand, Hände und Knie stehen genau unter den Schultern bzw. der Hüfte. Wölben Sie Ihren Rücken nach oben zum Katzenbuckel, bringen Sie

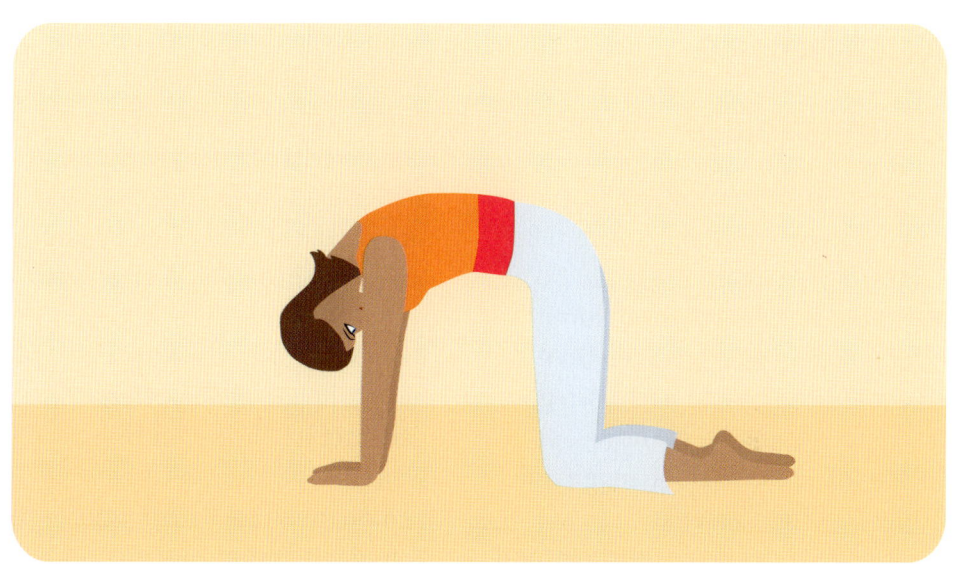

gleichzeitig das rechte Knie nach vorn zur Stirn. Ziehen Sie das Kinn zur Brust. Strecken Sie dann das angezogene Bein weit nach hinten aus, heben Sie den Kopf an, und öffnen Sie weit den Brustkorb. Atmen Sie beim Katzenbuckel aus und während der Streckbewegung wieder ein. Bewegen Sie Rücken und Knie 10-mal, wechseln Sie dann das Bein.

Aufgepasst

Aktivieren Sie bei der Übung „Hund und Katz" den gesamten Rumpf, der Bewegungsablauf ist gleichmäßig und harmonisch. Achten Sie bei der Variante darauf, dass das gestreckte Bein nur so weit gehoben wird, dass Sie nicht aus der Hüfte ausdrehen. Der Nacken bleibt lang, indem Sie bewusst die Schultern von den Ohren wegziehen.

Trainingstipp

Wenn Ihr Rücken sehr empfindlich ist, können Sie sich auf die Unterarme statt auf die Hände stützen. Üben Sie zu Beginn vor einem Spiegel, dann können Sie bei Bedarf die Bewegung korrigieren.

Rückbeuge

Übungsablauf

- Gehen Sie in den Kniestand. Die Knie stehen hüftbreit auf dem Boden, die Fußsohlen zeigen zur Decke.
- Halten Sie Oberschenkel, Rumpf und Kopf in einer geraden Linie, der Blick ist gerade nach vorn gerichtet. Lassen Sie die Arme entspannt seitlich herabhängen und die Schultern gesenkt.
- Atmen Sie tief in die Brust ein, und beugen Sie den Rumpf nach hin-

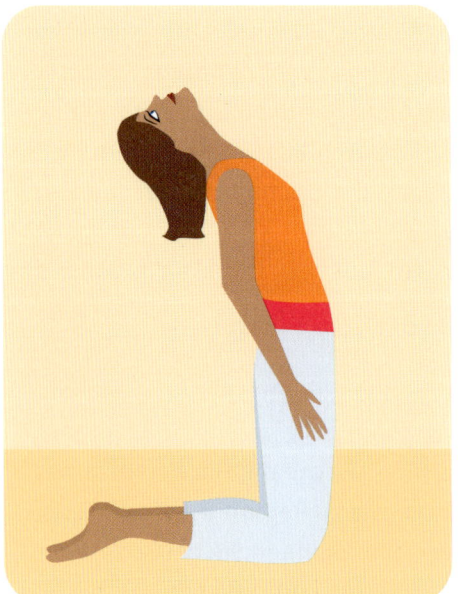

ten. Strecken Sie sich gezielt im Brustwirbelsäulenbereich, und leiten Sie das Zurücknehmen des Oberkörpers mit dem Kopf ein. Stellen Sie sich vor, Sie schieben sich rücklings über einen Bogen. Lassen Sie in der Rückbeuge weiterhin die Arme locker hängen.

- Beugen Sie sich so weit nach hinten, bis Ihr Blick zur Decke gerichtet ist, Sie die Position aber weiterhin gut kontrollieren können. Spannen Sie Bauch- und Pomuskeln fest an, um im Gleichgewicht zu bleiben.
- Kommen Sie langsam zurück in die aufrechte Haltung, und neigen Sie sanft das Kinn zur Brust. Atmen Sie dabei aus.
- Beugen Sie sich insgesamt 10-mal zurück und wieder vor.

Hilfsmittel

Legen Sie sich bäuchlings auf einen Gymnastikball. Drücken Sie das Becken in den höchsten Punkt des Balls. Strecken Sie die Beine nach hinten aus, und stellen Sie die Zehenspitzen hüftbreit auf. Legen Sie die Hände direkt unter den Schultern auf

Dehnung für den Bauch

Bei der Übung werden die geraden Bauchmuskeln beansprucht, die nach dem Training deshalb kurz gedehnt werden sollten.

Legen Sie sich dafür auf den Rücken, die Beine sind gestreckt, die Arme liegen ebenfalls gestreckt über dem Kopf. Die Schultern sind tief und das Becken entspannt. Atmen Sie nun tief ein und aus. Spüren Sie, wie der Atem Ihren Brust- und Bauchraum füllt. Genießen Sie das Gefühl der Dehnung in der geraden Bauchmuskulatur.

den Ball. Drücken Sie mit den Händen den Oberkörper hoch und die Schulterblätter bewusst von den Ohren weg nach unten. Strecken Sie die Arme, bis sich der Bauchnabel vom Ball löst und Ihre Wirbelsäule einen leichten Bogen beschreibt. Nehmen Sie den Kopf mit in die Rundung, aber überstrecken Sie sich nicht im Nacken. Legen Sie den Rumpf behutsam wieder auf den Ball ab. Lassen Sie zur kurzen Entspannung Schultern, Nacken und Kopf hängen. Atmen Sie tief ein, wenn Sie Arme und Oberkörper strecken, und atmen Sie beim Zurücklegen und Entspannen aus.

Strecken Sie den Körper auf diese Weise insgesamt 10-mal.

Aufgepasst

Führen Sie alle Bewegungen bewusst und rhythmisch aus, denn langsame Bewegungsabläufe sind für die Muskulatur wesentlich effektiver. Pendeln Sie deshalb nicht mit Schwung hin und her. Achten Sie auch darauf, dass Sie nicht den Lendenwirbelbereich überstrecken – die Dehnung erfolgt in der Brustwirbelsäule, die durch das tiefe Einatmen unterstützt wird.

Trainingstipp

Ziel der „Rückbeuge" ist eine verbesserte Ausrichtung der Wirbelsäule durch das Lockern der verspannten Rückenmuskulatur.

Stretch-Einheit

Im Mittelpunkt der Übung „Reiter" steht die Dehnung des Hüftbeugers. Ein verkürzter Hüftbeuger ist oft Ursache für ein nach vorn gekipptes Becken, das die Lendenwirbelsäule ins Hohlkreuz zieht. Beim „Dreieck" dehnen Sie den unteren Rücken und die Rückseite der Beinmuskulatur. Diese Muskelgruppen neigen durch zu viel Sitzen zu Verkürzungen.

Reiter

Übungsablauf

- Gehen Sie in den Kniestand. Die Knie stehen hüftbreit auf dem Boden, die Fußsohlen zeigen zur Decke. Oberschenkel, Rumpf und Kopf bilden eine Linie, der Blick ist gerade nach vorn gerichtet. Die Arme hängen locker neben dem Körper, die Schultern sind tief, der Nacken lang.
- Stellen Sie dann das rechte Bein weit nach vorn auf, Ober- und

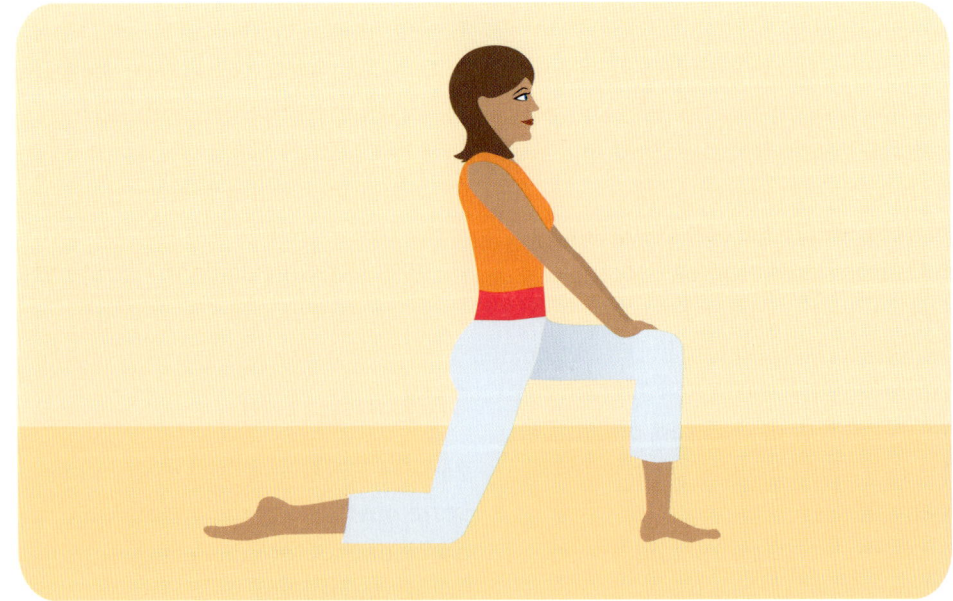

Unterschenkel bilden einen Winkel, der größer als 90 Grad ist.

- Halten Sie den Oberkörper aufrecht, und strecken Sie die Lendenwirbelsäule. Der Kopf befindet sich in Verlängerung des Rückgrats.
- Legen Sie die Hände auf den rechten Oberschenkel.
- Schieben Sie das Becken nach vorn unten, bis der Unterschenkel des rechten Beines senkrecht zum Boden steht. Der Oberkörper bleibt aufrecht. Im linken Oberschenkel spüren Sie nun ein leichtes Ziehen.
- Halten Sie die Dehnung ein paar Sekunden. Schieben Sie noch einmal mit der Hüfte ein kleines Stück nach. Gehen Sie dann wieder zurück in die Ausgangsstellung.
- Atmen Sie beim Hineindehnen aus und beim Zurückkommen ein.
- Wiederholen Sie die Dehnübung mit der gleichen Seite noch 7-mal. Wechseln Sie dann das Bein.

Variation

Für diese etwas schwierigere Variante benötigen Sie viel Balancegefühl. Nehmen Sie eine aufrechte Position ein. Winkeln Sie das rechte Knie ab,

und umfassen Sie das Fußgelenk mit beiden Händen. Ziehen Sie die Ferse Richtung Po, die Knie berühren sich. Halten Sie die Spannung ein paar Sekunden, und wiederholen Sie die Dehnung 7-mal. Wechseln Sie dann zum linken Bein.

Hilfsmittel

Für diese Übungsvariante benötigen Sie einen Stuhl. Stellen Sie sich aufrecht hin. Legen Sie den linken Fuß hinter sich auf den Stuhl. Sie stehen dabei mit dem rechten Fuß so, dass Bein und Oberkörper eine gerade Linie ergeben. Beugen Sie das rechte Knie etwas, bis Sie ein leichtes Ziehen in der linken vorderen Oberschenkelmuskulatur spüren. Die Ferse des Standbeins bleibt am Boden. Halten Sie die Dehnung einige Sekunden, strecken Sie dann das Standbein. Dehnen Sie beide Beine 5-mal.

Aufgepasst

Achten Sie bei dieser Übung und den Varianten auf einen geraden Rücken. Spannen Sie Bauch und Po fest an, damit die Hüfte aufrecht bleibt.

Dreieck

Übungsablauf

- Gehen Sie in den Vierfüßlerstand, die Hände sind schulterbreit aufgestützt. Die Arme sind gestreckt und leicht nach vorn aufgesetzt, stehen also nicht genau unter den Schultern. Die Finger sind etwas gespreizt und zeigen nach vorn. Die Oberschenkel sind leicht nach hinten gerichtet, sodass die Knie einige Zentimeter hinter der Hüfte auf dem Boden stehen. Die Zehenspitzen werden aufgestellt, Ferse und Unterschenkel bilden eine Linie.
- Halten Sie den Rücken gerade, Nacken und Kopf sind in der Verlängerung des Rückens, der Blick ist zum Boden gerichtet.
- Spannen Sie die Muskeln in der Körpermitte an, und heben Sie den

Ein fester Stand

Vergewissern Sie sich, dass Ihre Hände beim „Dreieck" gut auf der Unterlage haften, damit Sie nicht wegrutschen können.

Po nach oben Richtung Decke, indem Sie von den Zehenspitzen aus die Beine strecken. Versuchen Sie, den Po so weit wie möglich zur Decke zu bringen, damit ein umgekehrtes „V" entsteht. Die Beine sind bis in die Zehenspitzen gestreckt. Halten Sie den Kopf zwischen den gestreckten Armen.
- Drücken Sie aus dieser Haltung heraus die Fersen Richtung Boden, bis Sie ein leichtes Ziehen in den Waden spüren. Gehen Sie zurück auf die Zehenspitzen, und kommen Sie langsam wieder in den Vierfüßlerstand.
- Atmen Sie ein, wenn Sie den Po zur Decke heben, und atmen Sie aus, wenn Sie die Fersen nach unten ziehen. Atmen Sie ein, wenn Sie sich auf die Zehenspitzen stellen, und wieder aus, wenn Sie in den Vierfüßlerstand zurückgehen.
- Heben Sie den Po insgesamt 5-mal.

Variation

Beginnen Sie die Übung wie oben beschrieben im Vierfüßlerstand, und bilden Sie wieder ein umgekehrtes

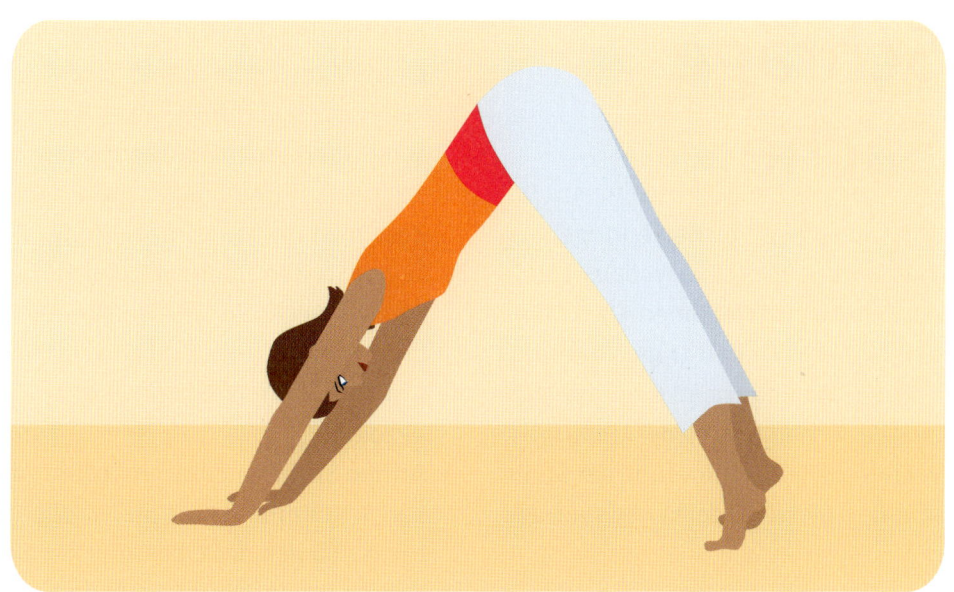

„V". Führen Sie aus dieser Position heraus die Hüfte langsam zum Boden, beugen Sie den Rücken nach unten, und nehmen Sie den Kopf mit nach hinten. Arme und Beine bleiben gestreckt, die Zehenspitzen sind weiter aufgestellt. Die Hüfte berührt beim Absenken nicht den Boden. Heben Sie den Po dann wieder nach oben zum Dreieck.

Atmen Sie aus, wenn die Hüfte zum Boden gesenkt wird, atmen Sie ein, wenn Sie die Hüfte wieder anheben. Wiederholen Sie diese intensive Variation weitere 2-mal.

Aufgepasst

Halten Sie beim „Dreieck" während des Hebens und Senkens bewusst eine gerade Linie im Rücken. Sacken Sie nicht in den Schultergelenken ein. Wichtig bei der Variation ist, dass die Hüfte bodennah und der Rücken gebogen ist. Wenn Sie aus dieser Haltung das Becken heben, achten Sie unbedingt darauf, dass der Kraftimpuls aus den Schultern kommt. Holen Sie nicht mit dem Rücken Schwung, eine ruckartige Bewegung nimmt die Spannung aus dem Oberkörper.

Schräge Sache

Durch einseitige Bewegungen kommt es oft zu Dysbalancen einzelner Körperregionen. Die Übungen in dieser Einheit tragen durch Drehen und Beugen im Rumpfbereich zur Wiederherstellung des Gleichgewichts sowie zur Förderung der Stabilität und Mobilität der Wirbelsäule bei.

Diagonale Crunches

Übungsablauf

- Legen Sie sich mit dem Rücken auf den Boden, die Füße sind hüftbreit aufgestellt, Ober- und Unterschenkel bilden einen 90-Grad-Winkel.
- Legen Sie die Hände unter den Kopf, die Ellenbogen zeigen zur Seite, und halten Sie den Blick nach oben gerichtet. Drücken Sie den unteren Rücken fest gegen den Boden.
- Heben Sie Schultern und Kopf, und drehen Sie mit der rechten Schulter Richtung linkes Knie. Heben Sie gleichzeitig das linke Bein angewinkelt hoch, und führen Sie es Richtung Oberkörper. Die Ellenbogen zeigen weiterhin nach außen, der Kopf folgt der Rumpfbewegung.
- Legen Sie den Oberkörper wieder ab, und wechseln Sie die Seite. Die linke Schulter geht nun zum rechten Knie, das rechte Bein wird angezogen.
- Atmen Sie beim Zusammenführen von Schulter und Knie aus und beim Ablegen des Oberkörpers ein.
- Führen Sie die Übung insgesamt 10-mal pro Seite aus. Schließen Sie nach einer Pause einen weiteren Satz auf jeder Seite an.

Variation

Sie beanspruchen die schrägen Bauchmuskeln mehr, wenn Sie auf dem Rücken liegend die Beine angewinkelt nach oben halten. Oberschenkel und Unterschenkel bilden dabei einen 90-Grad-Winkel. Heben Sie die Schulterblätter vom Boden ab, und ziehen Sie mit ausgestreckten Armen Richtung Füße seitlich am rechten und dann am linken Oberschenkel

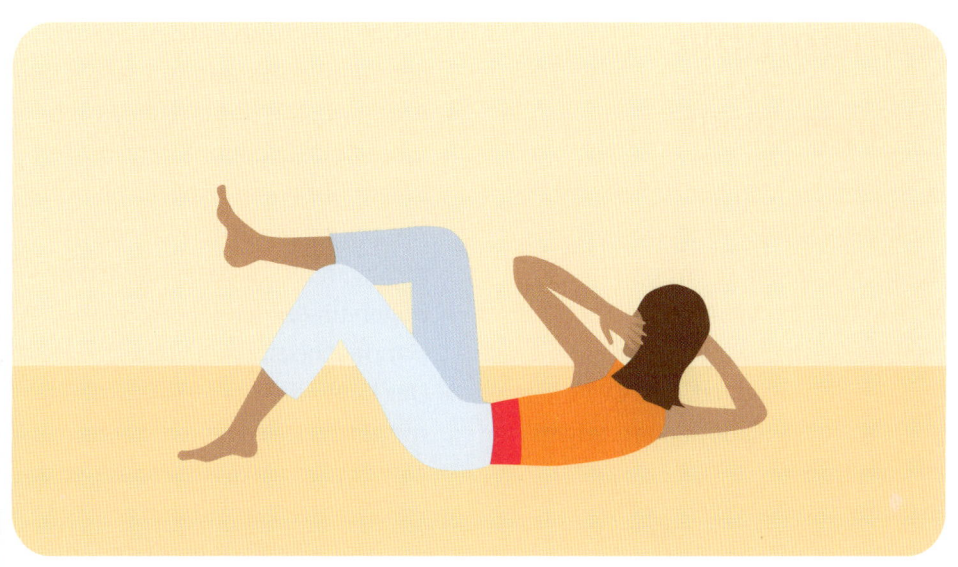

vorbei. Der Kopf geht mit der Drehung mit, ziehen Sie jedoch die Schultern nicht nach oben. Atmen Sie beim seitlichen Vorbeiziehen der Arme aus, atmen Sie ein, wenn Sie den Oberkörper gerade halten. Ziehen Sie sich abwechselnd 10-mal auf jeder Seite hoch, die Schultern bleiben während der ganzen Zeit weg vom Boden. Führen Sie dann nach einer kurzen Pause einen weiteren Satz aus.

Hilfsmittel

Wenn Sie eine Hantel zur Verfügung haben, versuchen Sie die Variation mal damit. Umfassen Sie eine Hantel mit beiden Händen und los geht's – Sie werden feststellen, dass der kleine Trick die Übung vereinfacht.

Aufgepasst

Achten Sie darauf, bei der Seitdrehung die Ausrichtung des Beckens und der Schultern nicht zu verändern. Konzentrieren Sie sich auf die Drehung aus der Taille, Kopf und Schultergürtel werden bei der Bewegung lediglich mitgeführt. Achten Sie auch darauf, dass das Brustbein nicht absinkt.

Windmühle

Übungsablauf

- Stellen Sie sich mit gegrätschten Beinen aufrecht hin, die Fußspitzen zeigen leicht nach außen.
- Strecken Sie die Arme auf Schulterhöhe seitlich vom Körper weg, die Schultern sind tief, der Nacken gestreckt. Die Handflächen zeigen zum Boden.

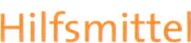

- Beugen Sie langsam den Oberkörper nach rechts, und führen Sie die Arme mit. Mit dem linken Arm beschreiben Sie dabei einen sanften Bogen über dem Kopf, die Handfläche zeigt nach unten. Der rechte Arm wandert als gegengleicher Bogen hinter den Oberschenkel, die Handfläche ist nach oben gerichtet.
- Der Kopf wird in die Rumpfbeuge mitgeführt. Achten Sie darauf, nicht in der Halswirbelsäule abzuknicken. Beugen Sie sich so weit, bis Sie die Dehnung auf der linken Oberkörperseite spüren.
- Verweilen Sie einen Augenblick in dieser Position. Richten Sie sich wieder auf, die Arme gehen in die Ausgangsposition zurück.
- Atmen Sie in die Beuge aus, und atmen Sie ein, wenn Sie sich wieder aufrichten.
- Beugen Sie sich insgesamt 10-mal nach rechts. Wechseln Sie dann zur linken Seite.

Hilfsmittel

Zur Abwechslung können Sie die „Windmühle" auch mit einem Pilatesband ausführen.

Stehen Sie leicht gegrätscht, und legen Sie die Hände in die äußeren Taschen des Bandes. Strecken Sie die Arme über den Kopf, und spannen Sie das Band. Beugen Sie den Oberkörper zur rechten Seite. Der linke Arm wird über den Kopf geführt, während der rechte Arm vor dem Körper zur linken Seite hin schwingt. Strecken Sie den gehobenen Arm weit nach oben aus, und spüren Sie die Dehnung in der linken Körperseite. Halten Sie den Kopf in einer Linie mit dem Rückgrat. Richten Sie sich wieder in den Stand auf, und führen Sie die Bewegung zur anderen Seite aus.

Atmen Sie in die Beuge aus und beim Aufrichten wieder ein. Wiederholen Sie diesen Bewegungsablauf insgesamt 5-mal pro Seite.

Aufgepasst

Für den richtigen Trainingseffekt sollten Hüften und Schultern stabil gehalten werden. Wenn Ihr Rücken oder die Knie zu schmerzen beginnen, haben Sie Schultern oder Hüften verdreht und müssen Ihre Haltung korrigieren. Fällt die Übung schwer, weil es auf der Körperseite zu sehr

Die korrekte Haltung

Wenn Sie Ihren Oberkörper zur Seite beugen, stellen Sie sich einfach vor, Ihre Körperrückseite gleitet an einer Wand entlang. So finden und halten Sie leicht die korrekte Haltung.

zieht oder die Ausrichtung der Hüfte und der Schultern nicht gehalten werden kann? Dann fangen Sie einfach kleiner an. Setzen Sie sich aufrecht auf einen Stuhl, die Füße stehen hüftbreit am Boden, die Arme hängen locker und entspannt neben dem Körper. Spannen Sie Rücken- und Bauchmuskulatur an. Neigen Sie den Oberkörper leicht zur rechten Seite, sodass sich der rechte Arm dem Boden entgegenbewegt. Der Kopf bleibt in Verlängerung der Wirbelsäule. Neigen Sie sich nur so weit, bis ein leichtes Ziehen auf der Gegenseite zu spüren ist, und lassen Sie den Oberkörper ganz ruhig und rhythmisch pendeln. Bewegen Sie sich 10-mal zu jeder Seite.

Titanen-training

Atlas, der Titan, trug den Himmel auf seinen Schultern. Anatomisch gesehen trägt der Atlas (1. Halswirbel) den Schädel und gewährleistet Dreh- und Nickbewegungen des Kopfes. Doch gerade im Nacken- und Schulterbereich kommt es häufig zu Verspannungen. Die beiden folgenden Übungen „Little Buddha" und

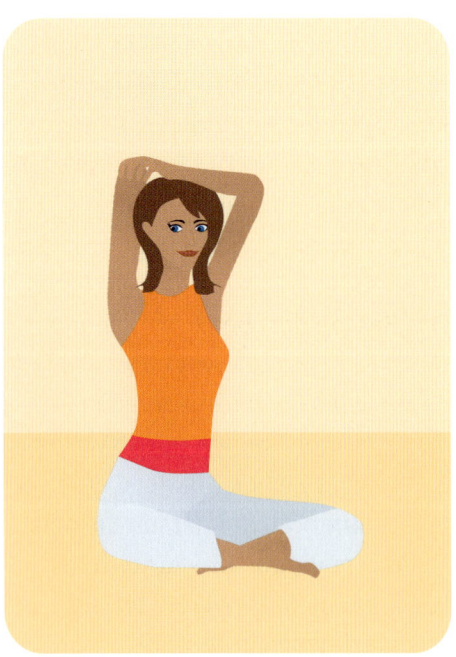

„Brücke" helfen Ihnen, den gesamten Schultergürtel wohltuend zu dehnen, gleichzeitig zu kräftigen und durch die Stärkung des oberen Rückens zu stabilisieren.

Little Buddha

Übungsablauf

- Setzen Sie sich aufrecht auf den Boden. Das Becken ist aufgerichtet, die Bauchmuskeln sind angespannt, die Lendenwirbelsäule darf nicht nach hinten gerundet sein. Sie können den Schneidersitz, den Fersensitz (siehe Seite 40) oder den Grätschsitz, bei dem Sie mit so weit wie möglich gegrätschten und ausgestreckten Beinen am Boden sitzen, wählen.
- Heben Sie den rechten Arm über vorn nach oben in die Senkrechte. Beugen Sie den Ellenbogen, und legen Sie die Handfläche zwischen Ihre Schulterblätter. Der Ellenbogen zeigt zur Decke.
- Umfassen Sie mit der linken Hand den rechten Ellenbogen, und drücken Sie den rechten Arm von oben sanft zur Mitte des Rückens.

- Halten Sie die Dehnung für einige Sekunden. Atmen Sie währenddessen ruhig weiter.
- Atmen Sie beim Hochheben des Armes ein und in die Schulterdehnung aus.
- Nehmen Sie die Arme langsam wieder über oben und vorn zurück nach unten, und wechseln Sie dann die Seite. Dehnen Sie insgesamt 3-mal auf jeder Seite.

Variation

Nehmen Sie eine bequeme Sitzhaltung ein, halten Sie Rücken und Kopf gerade. Der Nacken bleibt lang, die Schultern bleiben gesenkt. Verschränken Sie die Hände vor dem Körper, und strecken Sie die Arme weit zur Decke hoch. Die verschränkten Handflächen zeigen zur Decke. Spüren Sie die Dehnung in der Wirbelsäule, dem Brustkorb und dem Schultergürtel. Halten Sie den Kopf gerade, und schauen Sie nach vorn.
Drehen Sie die Handflächen jetzt nach unten, beugen Sie die Ellenbogen, und bewegen Sie die Handflächen hinter dem Kopf nach unten. Stellen Sie sich vor, Sie schieben ein

Gewicht entlang der Wirbelsäule in den Boden. Atmen Sie beim Strecken der Arme zur Decke tief ein und während Sie die Hände Richtung Boden drücken, lang aus. Dehnen Sie auf diese Weise die Arme 5-mal.

Hilfsmittel

Sie können die Übung auch mithilfe eines Handtuchs variieren.
Greifen Sie mit der Hand des angewinkelten rechten Arms ein Handtuch, der linke Arm wird hinter den Rücken geführt und die Hand greift das Handtuch in Taillenhöhe (Handfläche zeigt zum Rücken). Ziehen Sie nun den rechten Arm mithilfe des Handtuchs vorsichtig nach unten.

Aufgepasst

Das Becken darf bei dieser Übung nicht nach hinten ausweichen. Drücken Sie den unteren Rücken bewusst bauchwärts, spannen Sie gleichzeitig die Bauchmuskeln an. Wichtig ist das Heben der Arme über vorn, um die Dehnung aus der Achsel zu sichern, seitliches Heben schiebt nur die Schulterblätter zusammen.

Brücke

Übungsablauf

- Setzen Sie sich mit leicht angewinkelten Beinen auf den Boden, die Füße stehen hüftbreit auseinander. Legen Sie die Hände neben der Hüfte auf den Boden, die Fingerspitzen zeigen zu den Fußspitzen. Halten Sie Rücken und Kopf gerade, und lassen Sie die Schultern bodenwärts sinken.
- Strecken Sie nun die Arme ganz durch, drücken Sie dabei die Handflächen fest in den Boden, bis sich der Brustkorb hebt und Sie die Lendenwirbelsäule nach vorn drücken können. Wenn Sie das Gefühl haben, im Hohlkreuz zu sein, sind Sie in der richtigen Stellung (auch wenn Sie nicht wirklich im Hohlkreuz sind).
- Spannen Sie die Bauchmuskeln an. Heben Sie das Becken und den Oberkörper nach vorn oben an, bis Kopf, Oberkörper- und Oberschenkelvorderseite eine waagerechte Linie bilden. Die Füße bleiben mit der ganzen Sohle am Boden, die Fußspitzen sind nach vorn gerichtet, die Unterschenkel stehen senkrecht zum Boden. Nehmen Sie den Kopf in der Bewegung mit nach hinten, sodass der Nacken in einer Linie mit der Wirbelsäule bleibt.
- Halten Sie die Position einen Moment, und spüren Sie die Dehnung in der Leiste.
- Gehen Sie dann wieder in die Ausgangsposition zurück, indem Sie die Hüfte zum Boden senken, der Rücken bleibt gerade.
- Atmen Sie langsam und tief ein, wenn Sie das Becken heben. Atmen Sie beim Senken des Beckens wieder aus.
- Führen Sie den Bewegungsablauf insgesamt 5-mal aus.

Variation

Sie liegen auf dem Bauch und winkeln die Unterschenkel so ab, dass die Fußsohlen zur Decke zeigen. Die Oberschenkel liegen etwas mehr als hüftbreit auf dem Boden. Umfassen Sie mit beiden Händen von außen die Fußgelenke, die Arme sind dabei gestreckt. Schultern und Kopf heben sich vom Boden ab. Durch Ziehen der Unterschenkel nach hinten richten

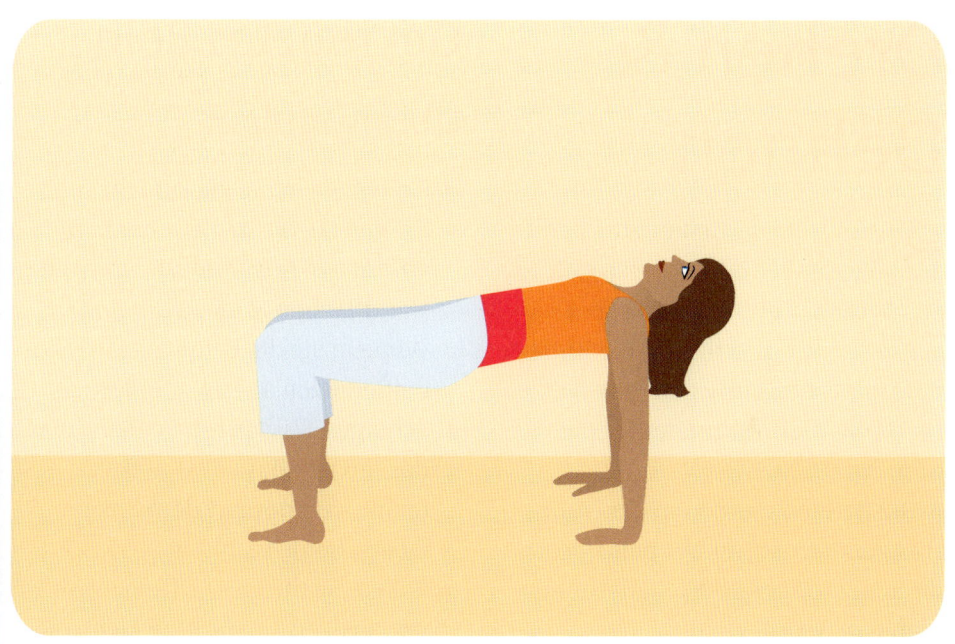

Sie den Oberkörper auf, bis der Brustkorb und der Schulterbereich gedehnt werden. Die Hüfte bleibt am Boden liegen. Halten Sie den Kopf gerade, der Blick ist nach vorn gerichtet. Atmen Sie beim Hochziehen des Oberkörpers ein, atmen Sie aus und wieder ein, während Sie die Dehnung halten, atmen Sie aus, wenn Sie den Oberkörper wieder ablegen. Bleiben Sie mit den Händen an den Fußgelenken, und legen Sie zum Entspannen die Fersen zum Po. Führen Sie die Übung insgesamt 5-mal aus.

Aufgepasst

Bei der „Brücke" sollte der Körper vom Kopf bis zu den Knien eine gerade Linie parallel zum Boden bilden. Bleiben Sie in der Streckung, knicken Sie nicht in der Wirbelsäule oder im Hüftbereich ein. Um das Becken oben zu halten, spannen Sie fest die Pomuskeln an. Drücken Sie den Brustkorb heraus, der Nacken ist lang. Halten Sie die gerade Linie des Rückens, wenn Sie die Position lösen, und bewegen Sie nur die Hüfte zurück zum Boden.

Drehen & Dehnen

Bei der Übung „Gekreuztes Bein" wird der Schultergürtel fixiert, das Becken dreht um die Körperachse, womit gleichzeitig die Brustmuskulatur intensiv gedehnt wird – für die Wirbelsäule bedeutet dies pure Entspannung.
Anschließend werden in der Übung „Langer Rücken" die Wirbelsäule und die sie umgebende Muskulatur ausgiebig gedehnt.

Gekreuztes Bein

Übungsablauf

- Gehen Sie in die Rückenlage, und breiten Sie die Arme seitlich gestreckt auf Schulterhöhe aus, die Handflächen zeigen zum Boden. Winkeln Sie die Beine an, die Füße stehen flach auf dem Boden.
- Schlagen Sie das rechte Bein über das linke, sodass die Kniekehle des rechten Beines auf dem linken Oberschenkel aufliegt.
- Rollen Sie mit der Hüfte nach links, und senken Sie die Knie Richtung

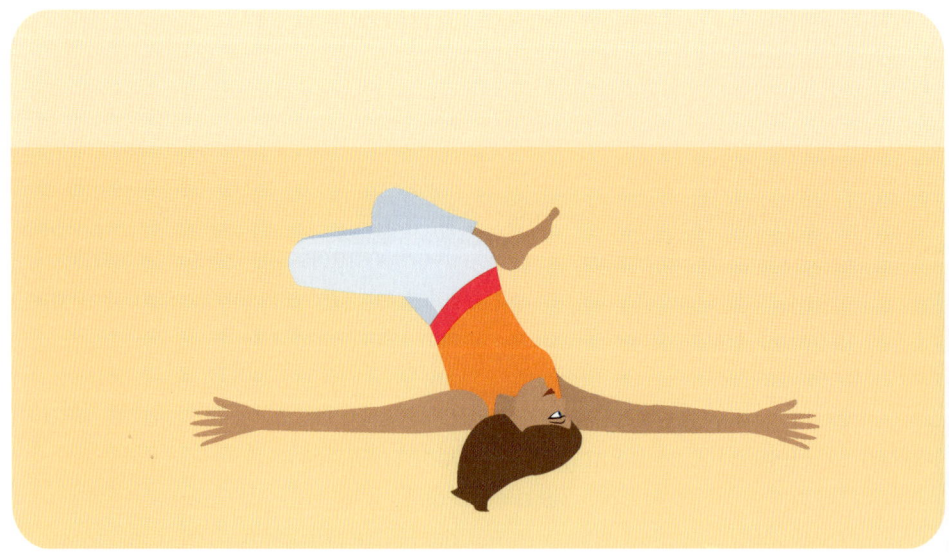

Boden. Drehen Sie die Beine dabei nur so weit auf die linke Seite, dass die Schultern sich nicht vom Boden lösen.

- Sie können die Dehnung verstärken, indem Sie den Kopf sanft nach rechts drehen.
- Drehen Sie die Hüfte zurück zur Mitte, und stellen Sie die Beine nebeneinander.
- Atmen Sie aus, wenn Sie die Beine seitlich zum Boden absenken, und atmen Sie ein, wenn Sie in die Ausgangsposition zurückkommen.
- Dehnen Sie 5-mal pro Seite.

Variation

Sie liegen auf dem Rücken, die Arme sind seitlich vom Körper weggestreckt, die Handflächen zeigen zum Boden. Das rechte Bein liegt ausgestreckt auf dem Boden. Winkeln Sie nun das linke Bein an, und stellen Sie den linken Fuß auf das rechte Knie. Führen Sie langsam das gebeugte Bein über das gestreckte Bein zur rechten Seite. Kurz bevor sich die linke Schulter von der Unterlage hebt, verharren Sie. Kommen Sie mit dem Ausatmen mehr in die Drehung, lösen Sie die Position ein wenig beim Einatmen. Halten Sie Ihre Position, und atmen Sie weiter. Dehnen Sie mit jedem Ausatmen ein Stückchen weiter. Verlassen Sie nach 10 Atemzügen die Position. Legen Sie sich entspannt auf den Rücken, und stellen Sie beide Beine angewinkelt auf. Spüren Sie nach, wie unterschiedlich sich die beiden Körperseiten anfühlen, und führen Sie die Übung auf der anderen Seite aus.

Aufgepasst

Achten Sie unbedingt darauf, dass Sie im gesamten Übungsablauf den Schultergürtel fest am Boden halten. Durch das Fixieren der Schultern ist die Drehung und damit eine Dehnung der Brustmuskulatur überhaupt erst möglich.

Trainingstipp

Wenn Sie während der Drehung ein leichtes Knacken in der Wirbelsäule spüren oder hören, brauchen Sie sich nicht zu beunruhigen – Dehnen und Strecken helfen dem Körper, sich selbst zu helfen: Ein oder mehrere Wirbelgelenke renken sich wieder ein.

Langer Rücken

Übungsablauf

- Stellen Sie sich etwa zwei Schritte entfernt vor eine Stuhllehne. Die Beine sind gestreckt und weit gegrätscht, die Füße stehen parallel.
- Führen Sie das Becken nach hinten, beugen Sie sich mit geradem Rücken nach vorn, und legen Sie mit ausgestreckten Armen die Hände auf die Stuhllehne.
- Hüfte, Rücken und Hände bilden eine Linie parallel zum Boden. Der Kopf befindet sich in Verlängerung des Rückgrats, der Blick ist auf den Boden gerichtet.

Die richtige Höhe

Ist die Auflagefläche (Stuhllehne, Tisch) zu tief, können Sie sich beispielsweise ein zusammengefaltetes Handtuch oder ein großes Kissen unter die Hände legen.
Sie können die Übung „Langer Rücken" auch gut im Bad am Waschbecken ausführen.

- Drücken Sie beim Ausatmen die Wirbelsäule sanft Richtung Boden, heben Sie beim Einatmen die Brustwirbelsäule leicht an.
- Bewegen Sie Ihren Rumpf im Atemrhythmus insgesamt 10-mal leicht auf und ab. Mit jedem Atemzug dehnen und strecken Sie die Wirbelsäule ein wenig mehr.
- Beenden Sie die Übung, indem Sie mit geradem Rücken das Becken Richtung Stuhl bewegen, die Arme gestreckt lassen und in den Stütz kommen.

Hilfsmittel

Rückendehnen mit Ball: Setzen Sie sich auf den Boden, und halten Sie mit beiden Armen einen Gymnastikball im Rücken fest. Winkeln Sie die Beine an, und stellen Sie die Fußsohlen hüftbreit auf den Boden. Heben Sie den Brustkorb, und legen Sie Kopf, Nacken und Schultern über den Ball. Strecken Sie die Arme auf Schulterhöhe nach vorn aus. Rollen Sie nun den Rumpf über den Ball, und strecken Sie dabei die Beine. Die Arme zeigen nun senkrecht zur Decke. Rollen Sie wieder nach vorn, und

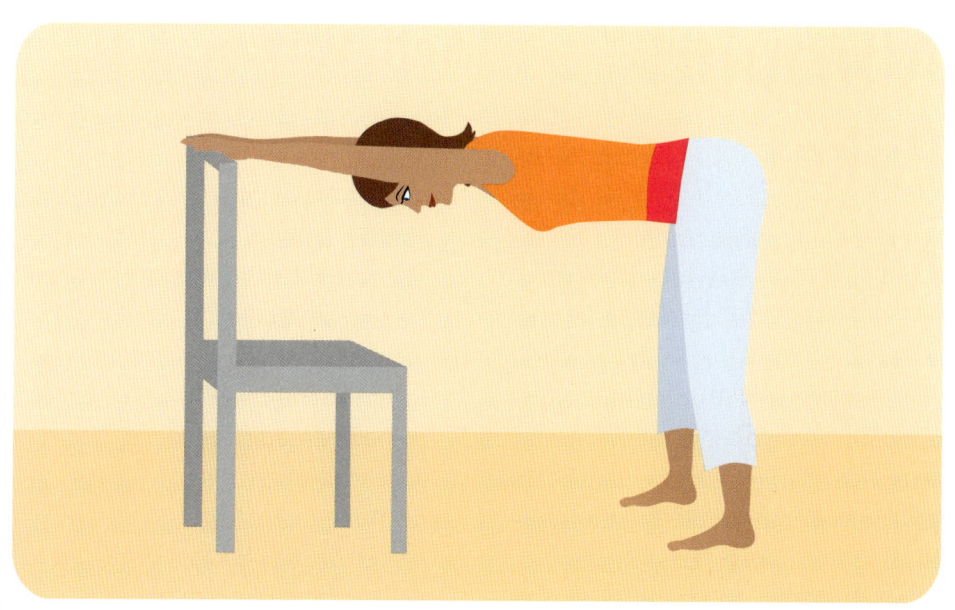

kommen Sie in den Sitz. Wiederholen Sie das Dehnen noch einmal.

Rückendehnen gedreht: Rollen Sie wieder mit dem Rücken über den Ball, Arme und Beine sind gestreckt. Legen Sie dann die linke Handfläche seitlich auf den Boden, und drehen Sie sich zu dieser Seite, bis Sie die am Boden stützende Hand anschauen können. Nehmen Sie den rechten Arm in die Drehbewegung mit, und führen Sie den Arm so weit wie möglich zum Boden. Rollen Sie beim Ausatmen über den Ball, atmen Sie beim Zurücksetzen ein. Bei der Drehung atmen Sie wie folgt: Hand auf den Boden legen – einatmen, anderen Arm zum Boden führen – ausatmen, ersten Arm wieder zur Decke richten – einatmen, zweiten Arm heben – ausatmen.

Aufgepasst

Üben Sie nicht mit Schwung. Dehnungen sollen fließende Bewegungen sein. Achten Sie beim Hochrollen auf den Ball darauf, dass sich Kopf, Nacken und oberer Rücken der Rundung des Balles anpassen.

Allround-Paket

Mit der Übungseinheit „Allround-Paket" werden alle Muskelpartien gekräftigt, die den Rücken stabilisieren und die für eine richtige und gesunde Körperhaltung verantwortlich sind: Arme und Schultern für die Halswirbelsäule, seitliche Bauch- und Rückenmuskeln für die Brustwirbelsäule sowie Bauch-, Gesäß- und Oberschenkelmuskulatur für den unteren Rücken.

Seitstütz

Übungsablauf

- Legen Sie sich mit der rechten Seite auf den Boden.
- Mit dem rechten Unterarm stützen Sie sich am Boden ab, der Ellenbogen befindet sich genau unter der rechten Schulter. Schlagen Sie die Beine übereinander, sodass der linke Fuß (oben) direkt vor dem rechten (unten) liegt.
- Heben Sie das Becken seitlich an. Ziehen Sie dabei den oberen Arm gestreckt über den Kopf. Finger-

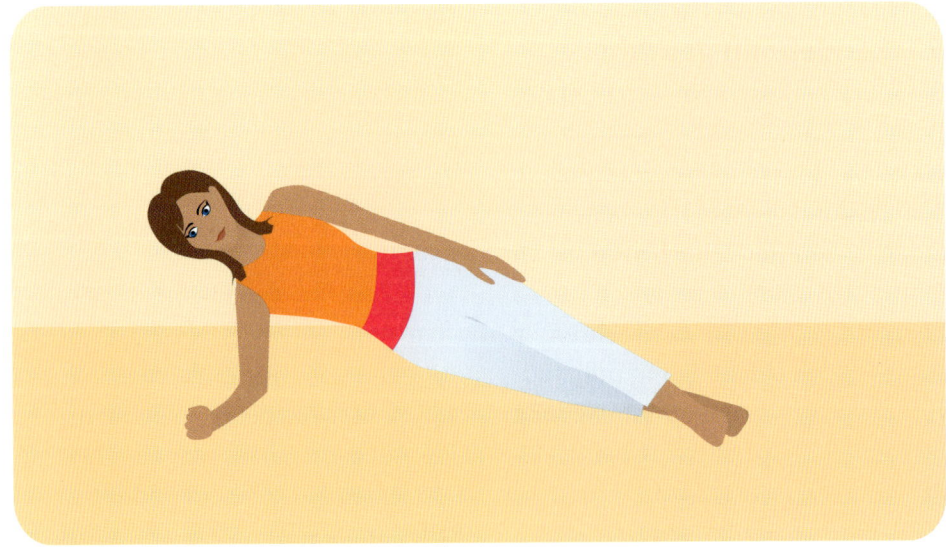

spitzen, Arm, Rumpf und Hüfte bilden eine gerade Linie. Die Übung wird schwieriger, wenn der linke Arm auf dem Oberschenkel liegen bleibt.

- Halten Sie die Position 5 Sekunden. Senken Sie dann die Hüfte wieder zum Boden ab.
- Atmen Sie beim Heben des Beckens aus und beim Absenken ein.
- Gehen Sie insgesamt 3-mal in den „Seitstütz". Wechseln Sie danach die Seite.

Variation

Gebeugtes Bein: Setzen Sie sich mit der rechten Körperseite auf den Boden, und stützen Sie den Oberkörper mit dem ausgestreckten rechten Arm am Boden ab. Das Handgelenk ist genau unter der Schulter aufgestützt. Der linke Arm liegt auf dem linken und gerade ausgestreckten Bein. Das rechte Bein ist abgewinkelt, rechter Fuß und Unterschenkel zeigen nach hinten. Heben Sie den linken Arm senkrecht nach oben und führen ihn weiter über den Kopf. Heben Sie die Hüfte mit an, sodass die gesamte linke Körperseite vom Fuß bis zu den

Fingerspitzen eine diagonale Linie ergibt. Kommen Sie zurück in die Stützposition. Bewegen Sie sich insgesamt 5-mal nach oben. Wechseln Sie dann auf die linke Seite.

Gestrecktes Bein: Die Grundhaltung mit gestreckten Armen und gestreckten Beinen ist die anspruchsvollste aber effektivste Version der „Seitstütz"-Reihe. Nehmen Sie die Stützposition mit gestrecktem Arm auf der rechten Seite ein, die Beine sind beide gestreckt. Der obere Arm liegt auf dem Oberschenkel und wird beim Heben der Hüfte in einem Bogen über den Kopf geführt. Verweilen Sie einige Sekunden in der Stützhaltung. Kommen Sie dann auf den Boden zurück. Wechseln Sie anschließend die Seite.

Aufgepasst

Achten Sie beim „Seitstütz" und seinen Varianten darauf, dass das Becken nicht nach hinten ausweicht oder durchhängt. Um die Balance und Ausrichtung der Hüfte zu halten, konzentrieren Sie sich auf die Muskelspannung im gesamten Körper.

Stock und Hut

Übungsablauf

- Setzen Sie sich im Langsitz auf den Boden, die Beine liegen eng aneinander nach vorn gestreckt auf der Unterlage, der Oberkörper ist aufgerichtet. Die Zehenspitzen sind zum Körper hin angezogen, bis Sie eine sanfte Dehnung in der Oberschenkelrückseite spüren.
- Lassen Sie die Arme seitlich vom Rumpf herabhängen, halten Sie den Kopf gerade, und richten Sie den Blick nach vorn.
- Das Becken ist aufrecht, die Linie vom Po bis zum Scheitel soll ganz gerade sein, als hätten Sie einen Stock im Rücken. Der Nacken ist lang, die Schultern sinken zum Boden.

Gerader Rücken

Wenn Sie in der Langsitzhaltung Mühe haben, den Rücken ganz gerade zu halten, legen Sie sich ein flaches Kissen oder eine gefaltete Decke unter das Gesäß.

- Strecken Sie nun die Arme ganz durch, und stützen Sie die Hände neben der Hüfte auf. Heben Sie leicht den Oberkörper an.
- Atmen Sie aus, heben Sie den Brustkorb, und strecken Sie die Wirbelsäule, während der Po ganz leicht vom Boden abhebt.
- Atmen Sie wieder ein, wenn Sie den Po zum Boden zurückbringen und die Ellenbogen wieder minimal beugen.
- Heben und senken Sie den Oberkörper insgesamt 10-mal.

Variation

Setzen Sie sich mit angewinkelten Beinen auf den Boden. Heben Sie die Beine an, die Knie bleiben angewinkelt, und die Unterschenkel werden parallel zum Boden gehalten. Der Oberkörper geht gleichzeitig mit geradem Rücken nach hinten, sodass Rumpf und Oberschenkelvorderseite einen rechten Winkel bilden. Drücken Sie die Schultern nach unten von den Ohren weg, und richten Sie die Arme gestreckt nach vorn, seitlich an den Knien vorbei. Bewegen Sie Oberschenkel und Rumpf ein wenig von-

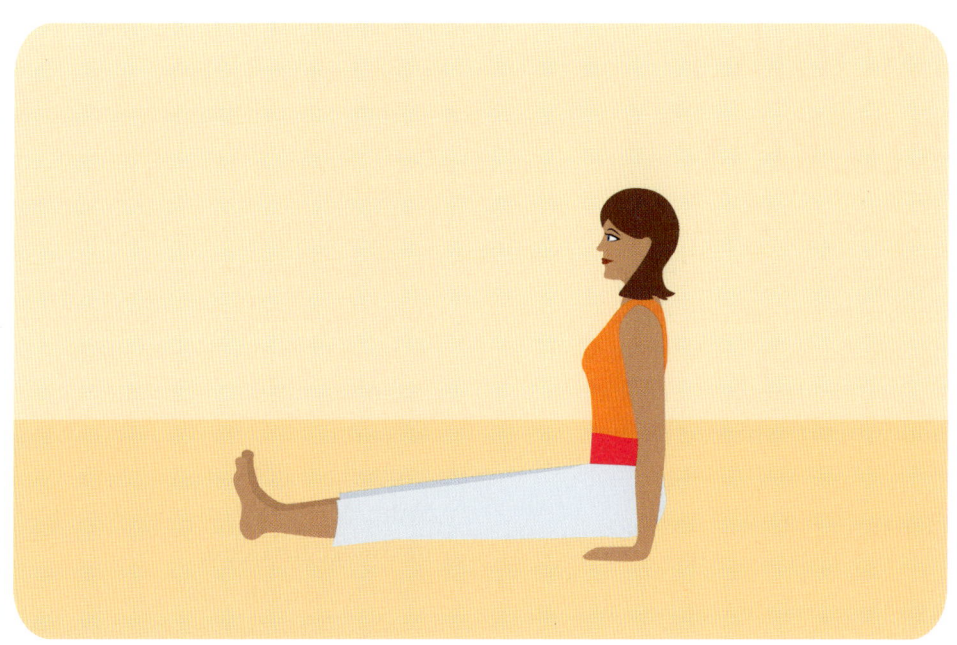

einander weg, vergrößern Sie also den Winkel in der Hüfte. Unterschenkel und Arme bleiben parallel zum Boden. Verkleinern Sie die Beuge in der Hüfte wieder, und führen Sie Oberschenkel und Oberkörper zueinander. Atmen Sie aus, wenn Sie Rumpf und Beine voneinander wegbewegen, atmen Sie ein, wenn Sie sich aufrichten.

Der Bewegungsablauf ist langsam und rhythmisch bei gleichmäßigem Tempo. Beugen und strecken Sie sich im Schwebesitz insgesamt 8-mal.

Aufgepasst

Das Hauptaugenmerk beim Langsitz in der Übung „Stock und Hut" und beim Schwebesitz in der Übungsvariation sollte auf dem gestreckten Rücken liegen. Um das Gleichgewicht beim Schwebesitz zu halten, darf der Rücken nicht abgerundet werden, sonst rollen Sie nach hinten.

Je größer der Winkel in der Hüfte ist, desto anspruchsvoller wird die Haltung.

Mobiler Rücken

Die folgenden Dreh- und Rollübungen sind recht anspruchsvoll, dafür aber ein sehr effektives Training, das die Beweglichkeit der einzelnen Wirbelgelenke erhöht und Rücken- und Rumpfmuskulatur kräftigt.

Twister

Übungsablauf

- Setzen Sie sich mit der rechten Seite auf den Boden, und stützen Sie mit dem rechten Arm Ihren Oberkörper. Die rechte Hand ist unter dem Schultergelenk aufgestellt. Winkeln Sie das rechte Bein an, halten Sie das linke Bein ausgestreckt in der Verlängerung der Körperseite.
- Heben Sie das Becken mithilfe des gebeugten Knies nach oben. Strecken Sie jetzt das rechte Bein aus, sodass Sie in den Seitstütz kommen. Der linke Fuß liegt vor dem rechten.

- Heben Sie den linken Arm gestreckt zur Decke hoch.
- Drehen Sie die Oberseite der Hüfte nach vorn unten, und führen Sie dabei den Rumpf mit in die Drehung. Der linke gestreckte Arm wird zum Stützarm hin in Richtung Boden geführt, aber nicht abgesetzt. Der Kopf geht in die Drehung mit, bis Sie auf die Hände schauen.
- Drehen Sie sich zurück in den Stütz, der linke Arm zeigt wieder gestreckt zur Decke.
- Führen Sie diesen dann zur Körperrückseite, und drehen Sie auch Hüfte und Rumpf ein wenig mit. Diese Drehbewegung nach hinten ist viel kleiner. Ihr Blick folgt der Drehung, bis Sie zur Decke blicken.
- Drehen Sie sich dann wieder in die Mitte zurück.
- Atmen Sie ein, wenn Sie in den Seitstütz gehen. Atmen Sie jeweils aus, wenn Sie die Hüfte vor- und zurückdrehen, und wiederum ein, wenn Sie in die Ausgangsposition zurückkommen.
- Wiederholen Sie noch einmal die Vor- und Rückdrehung. Wechseln Sie dann zur anderen Seite.

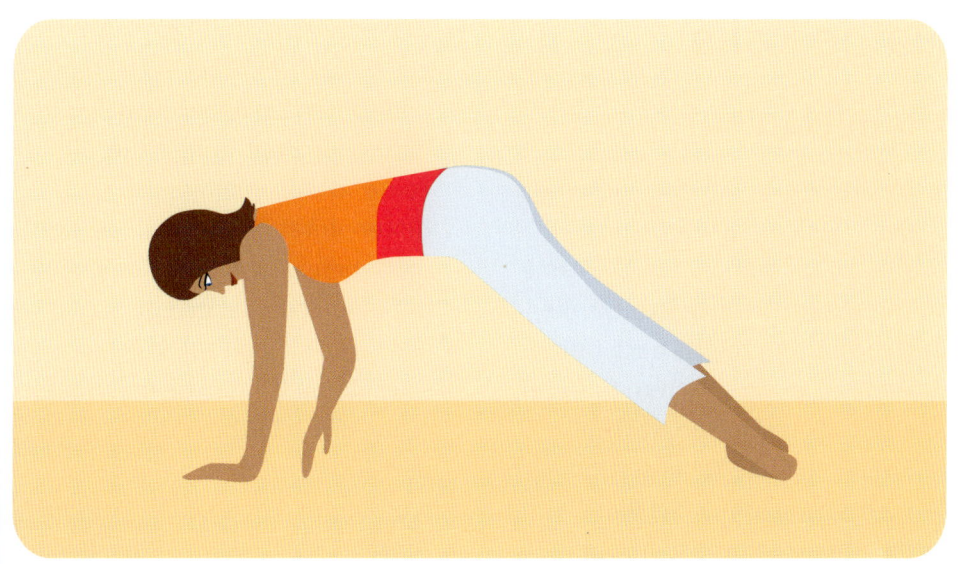

Variation

Bei Gleichgewichtsproblemen bietet sich folgende Variante an.
Setzen Sie sich aufrecht auf die Vorderkante eines Stuhls. Die Beine sind hüftbreit aufgestellt, die Arme liegen auf den Oberschenkeln. Führen Sie die linke Hand zum rechten Fußknöchel, den rechten Arm strecken Sie nach hinten oben aus. Der Kopf wird in die Drehung mitgeführt. Kommen Sie zurück in die Ausgangsposition. Führen Sie nun den linken Arm gestreckt nach links hinten oben. Die rechte Hand legen Sie dabei auf die linke Knieaußenseite. Der Blick folgt dem nach hinten gerichteten Arm. Wechseln Sie dann die Seiten. Führen Sie die Drehbewegung pro Seite 5-mal aus.

Aufgepasst

Wichtig beim „Twister" ist die Drehung aus der Hüfte, damit sich der Rumpf mitdreht und nicht nur die obere Schulter und der Arm zum Boden sinken. Drücken Sie den Rücken nicht durch. Spannen Sie die Bauchmuskeln an, um eine gerade Linie und das Gleichgewicht zu halten.

Halbe Rolle

Übungsablauf

- Legen Sie sich auf den Rücken, die Beine liegen nach vorn ausgestreckt auf dem Boden. Die Arme liegen seitlich ausgestreckt, die Handflächen zeigen nach unten. Halten Sie die Schultern tief, und entspannen Sie den Nacken.
- Strecken Sie die Zehenspitzen nach vorn, und spannen Sie Bauch- und Beinmuskulatur fest an. Strecken Sie beide Beine hoch zur Decke.

- Heben Sie das Steißbein an, rollen Sie Wirbel für Wirbel nach hinten, und führen Sie dabei die Beine hinter den Kopf. Bringen Sie die Beine so weit wie möglich nach hinten unten, im Idealfall werden die Zehenspitzen hinter dem Kopf auf dem Boden abgelegt.
- Die Arme bleiben zur Seite gestreckt und können beim Zurückrollen durch leichten Druck gegen den Boden mithelfen, die Beine weit hinter den Kopf zu schieben.
- Atmen Sie ein, wenn Sie die Beine senkrecht zur Decke strecken.

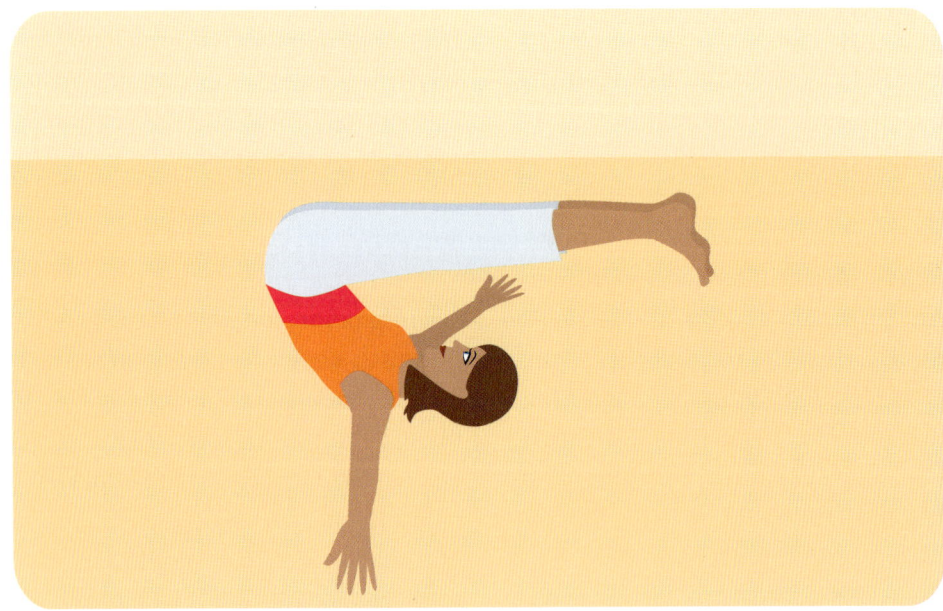

Atmen Sie aus, wenn Sie den Rücken hochrollen und die Beine hinter den Kopf nehmen. Atmen Sie dann weiter, und halten Sie die Position. Atmen Sie aus, wenn Sie mit den Beinen zurück in die Senkrechte kommen, und wieder ein, wenn die Beine gestreckt am Boden abgelegt werden.

- Führen Sie diese Rollübung insgesamt 5-mal aus.

Hilfsmittel

Mithilfe eines Pilatesbandes lässt sich der Bewegungsablauf noch besser kontrollieren.

Schieben Sie auf dem Rücken liegend die Füße in die Mitteltasche des Bandes und die Hände in die äußeren Taschen. Die Handflächen zeigen nach innen. Strecken Sie die Beine und die Arme senkrecht zur Decke. Ziehen Sie die Bauchmuskeln ein und den Nabel Richtung Rückgrat. Beginnen Sie damit, die Wirbelsäule nach hinten hochzurollen. Legen Sie die Arme gestreckt nach hinten ab, die Beine bleiben in der Streckung parallel zum Boden. Rollen Sie langsam wieder vor. Halten Sie die Arme weiterhin unbedingt gestreckt, und benutzen Sie das Band dabei als Widerstand. Rollen Sie 5-mal auf und ab.

Mehr Stabilität

Wenn Sie ohne Pilatesband arbeiten und das Beugen der Beine nach hinten nicht langsam und kontrolliert ausführen können, legen Sie die Hände zur Unterstützung an den oberen Beckenrand. Mit den Ellenbogen können Sie sich so am Boden abstützen und mit den Händen das Becken sanft nach hinten oben drücken.

Aufgepasst

Wichtig ist, die Bewegung völlig kontrolliert auszuführen und dabei nicht die Beine mit Schwung hinter den Kopf zu bringen. Das Hoch- und Abrollen der Wirbelsäule soll eine gleichmäßige Bewegung sein und durch Anspannen der tiefen Bauchmuskeln erfolgen. Halten Sie die Arme zur Stabilisierung des Oberkörpers gestreckt.

Harmonie

Die Übung „Faultier" ist optimal zur Kräftigung des Rückens. Sie trainieren die Oberarme sowie die Rücken- und Brustmuskulatur und entlasten gleichzeitig durch das freie Hängen die Wirbelsäule.
Die Ganzkörperübung „Tisch" ermöglicht allen Körperregionen eine ausgewogene Muskelarbeit und Bewegungsharmonie.

Faultier

Übungsablauf

- Für diese Übung benötigen Sie einen stabilen Tisch. Darunter sollte genügend Platz für Ihre Beine sein, die Höhe der Tischplatte sollte etwa bis zur Mitte Ihrer Oberschenkel reichen.
- Legen Sie sich unter dem Tisch auf den Rücken, und zwar so, dass die Schultern direkt unter der Tischkante liegen und nur Hals und Kopf herausschauen.
- Halten Sie sich mit den Händen etwa schulterbreit an der Tischplatte fest, die Beine sind angewinkelt, die Fußsohlen stehen auf dem Boden.
- Ziehen Sie sich nun, so weit es geht, zur Tischplatte hoch. Die Linie von der Hüfte bis zum Nacken bleibt ganz gerade.
- Halten Sie den Kopf in der Verlängerung der Wirbelsäule, und richten Sie den Blick zur Decke. Die Beine bleiben angewinkelt stehen.
- Atmen Sie aus, wenn Sie sich nach oben ziehen, und atmen Sie beim Absenken des Rumpfes wieder ein.
- Führen Sie insgesamt 8 dieser „Tischklimmzüge" aus.

Variation

Wenn Sie keinen brauchbaren Tisch finden, können Sie auch mit dem Liegestütz im Knien die Rücken- und Bauchmuskeln trainieren.
Knien Sie sich auf den Boden, und stützen Sie sich mit senkrecht gestreckten Armen ab, die Hände sind schulterbreit aufgestellt, der Rücken ist ganz gerade. Wenn Sie mit der leichtesten Variante beginnen wollen, stellen Sie die Knie so auf, dass Oberschenkel und Rumpf einen rech-

ten Winkel ergeben. Je weiter Sie nun die Knie nach hinten ablegen, umso anspruchsvoller wird der Liegestütz. Beugen Sie die Ellenbogen, und neigen Sie Rumpf und Kopf Richtung Boden. Senken Sie den Oberkörper aber immer nur so weit ab, dass Sie den Rücken gerade halten können und nicht in der Lendenwirbelsäule einknicken.

Drücken Sie sich wieder hoch, bis die Arme gestreckt sind. Atmen Sie aus, wenn der Oberkörper gesenkt wird, und atmen Sie beim Hochkommen wieder ein. Führen Sie insgesamt 10 Liegestütze aus.

Aufgepasst

Achten Sie darauf, dass Ihr Rücken immer in der Geraden bleibt. Spannen Sie Bauch- und Rückenmuskeln fest an, damit das Becken nicht kippt. Halten Sie unbedingt den Kopf in Verlängerung des Rückgrats, so vermeiden Sie ein Durchhängen der Wirbelsäule im unteren Rückenbereich.

Trainingstipp

Schwieriger wird die Übung, wenn Sie die Beine ausstrecken und nur mit den Fersen den Boden berühren.

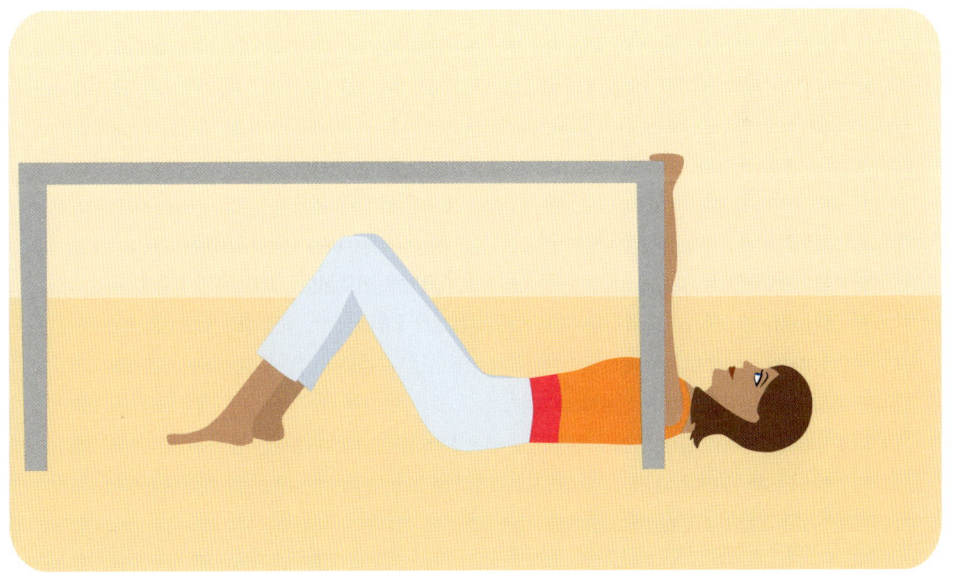

Tisch

Übungsablauf

- Gehen Sie in Bauchlage, und stützen Sie sich mit den Unterarmen am Boden ab. Die Unterarme liegen im 90-Grad-Winkel zu den Oberarmen schulterbreit auseinander. Die Finger zeigen nach vorn.
- Die Beine und Füße liegen hüftbreit am Boden, die Zehenspitzen sind aufgestellt. Der Blick geht zum Boden.
- Stützen Sie sich auf Ihren Ellenbogen ab, und heben Sie den Körper an, bis die Körperrückseite eine gerade Linie bildet.
- Spannen Sie Bauch-, Rücken- und Pomuskulatur fest an, und verharren Sie in dieser Bretthaltung für 20 Sekunden.
- Atmen Sie während der Anspannung ruhig weiter.
- Wiederholen Sie die Ganzkörperhalteübung noch 2-mal.
- Legen Sie zwischen den Sätzen jeweils eine kurze Pause ein.

Spitzentanz

Um ein Gefühl für Ihre Körperspannung zu bekommen, probieren Sie folgende Übungen aus. Stellen Sie sich aufrecht hin, und lassen Sie die Arme locker nach unten hängen. Stellen Sie sich dann auf die Zehenspitzen, und zählen Sie mit, wie lange Sie sich gerade halten können. Beim nächsten Versuch spannen Sie Po und Oberschenkel fest an und kommen wieder in den Zehenstand. Können Sie die Position jetzt länger halten? Im dritten Versuch spannen Sie den Bauch mit an, halten Rücken und Kopf gerade und heben den Brustkorb an. Drücken Sie die Schultern nach unten, und strecken Sie die Arme bis in die Fingerspitzen. Gehen Sie wieder hoch in den Zehenstand.

Bei welchem Versuch konnten Sie die Position am längsten halten? Der Test beweist: Wenn alle Muskelbereiche integriert sind, verbessert das maßgeblich die Gesamtkörperhaltung.

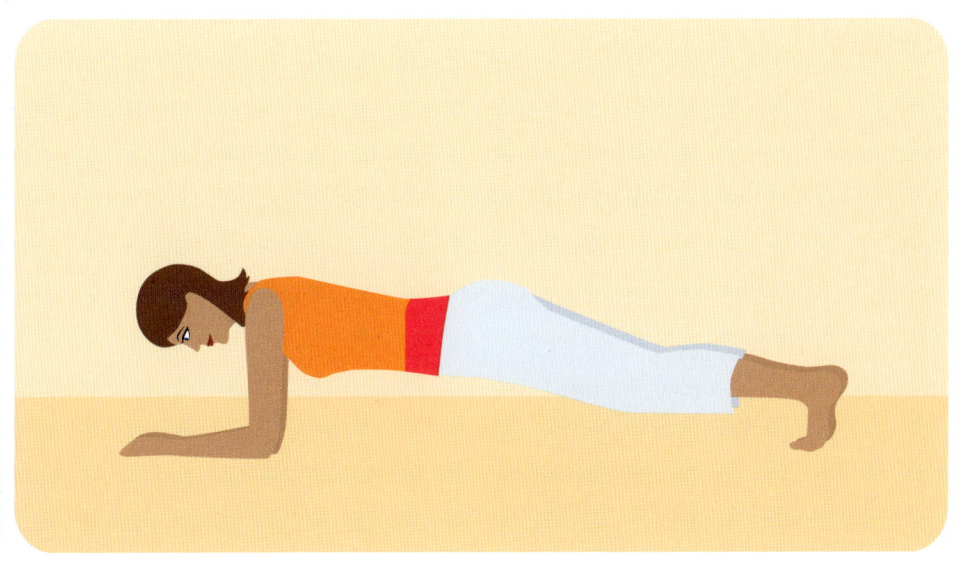

Variation

Schwieriger und anspruchsvoller für
das Gleichgewichthalten wird die
Übung, wenn Sie während der
Bretthaltung ein Bein anheben.
Beginnen Sie die Übung wie oben be-
schrieben, bis sich der Körper in einer
geraden Linie befindet. Heben Sie
nun zusätzlich ein Bein bis maximal
Hüfthöhe an, und ziehen Sie auch die
Zehenspitzen des gehobenen Beines
kniewärts. Halten Sie diese Position
20 Sekunden, kommen Sie dann zum
Boden zurück und wechseln Sie die
Seite. Heben Sie das andere Bein

ebenfalls 20 Sekunden an. Führen Sie
pro Seite insgesamt 3 Sätze aus.

Aufgepasst

Achten Sie unbedingt darauf, dass die
gerade Haltung während der Übung
beibehalten wird. Konzentrieren Sie
sich bewusst auf Ihre Körperspannung, damit Sie nicht in eine Hüft-
beugung ausweichen.
Wichtig ist außerdem, dass Sie im
Schulterbereich nicht nach unten sacken, drücken Sie sich ganz bewusst
aus den Schultern heraus, bleiben Sie
im Nacken gerade.

Gezielt trainieren